森田疗法指导

——神经症克服法

（日）高良武久　**著**

王祖承　陆谢森　陈幼寅　**译**

王祖承　**审校**

上海交通大学 出版社

内容提要

《森田疗法指导——神经症克服法》一书，为日本高良武久之书《森田疗法指导》的译本。全书分为五个章节，以神经症多位患者从患病到治愈的亲身经历为主要线索，叙述了神经症疗法的方式与效果。本书可供神经症病人及其家属，广大医务人员参考阅读。

Copyright © 2000 by Takehisa Kora. This translation published by arrangement with Hakuyosha Publishing Co., Ltd. Tokyo

上海市版权局著作权合同登记号：图字：09-2013-968

图书在版编目(CIP)数据

森田疗法指导：神经症克服法 / (日)高良武久著；
王祖承,陆谢森,陈幼寅译. —上海：上海交通大学出
版社，2014(2024 重印)
ISBN 978-7-313-11389-4

Ⅰ.①森… Ⅱ.①高… ②王… ③陆… ④陈… Ⅲ.
①精神疗法 Ⅳ.①R749.055

中国版本图书馆 CIP 数据核字(2014)第 130581 号

森田疗法指导
——神经症克服法

著　者：[日]高良武久　　　　　　　译　者：王祖承　陆谢森　陈幼寅
出版发行：上海交通大学出版社　　　　地　址：上海市番禺路 951 号
邮政编码：200030　　　　　　　　　　电　话：021-64071208
印　制：浙江天地海印刷有限公司　　　经　销：全国新华书店
开　本：880 mm×1230 mm　1/32
字　数：123 千字
版　次：2014 年 9 月第 1 版　　　　　印　次：2024 年 6 月第 19 次印刷
书　号：ISBN 978-7-313-11389-4
定　价：52.00 元

前　言 | Foreword

　　本书是我开始对神经症实施"森田疗法"以来积累的 40 年临床经验，并结合接受此疗法后恢复健康站立起来的人们的宝贵体验而完成的结晶。

　　许多罹患神经症状而苦恼的人，接受森田疗法痊愈后写给我这样的感想："现在反思起来我患神经症这件事对自己却是幸福的根源，为什么呢？因为通过治疗带给自己一个塑造人格的机会，使自己不仅从症状中解放出来，而且与发病前相比，自身对生活的态度大为积极，处理问题的能力大有改观，并且拥有了享受生活愉悦的那种从容感。"

　　这确实是摆脱了神经症梦魇，洒脱挺立起来的人的写照。

　　所谓神经症，是其人本身内在所具有的矛盾或纠葛作为不适症状在身心上的反映，因而在适应外界状况方面变得非常困难。但消除了症状，就不仅是回到发病前的状态，而且还自然地带来了新的发展，获得了比发病前更强的适应性。所以有已治愈的人说：得病反而对自己是件好事。这话并非言过其实。恰恰是对症治疗所带来的结果。

　　这里我说的"对症治疗"，就是我所施行的森田疗法。

　　森田疗法，原本是由森田正马创立的日本独特的心理疗法。

1

我在1925年从九州帝国大学毕业后，1929年进入东京慈惠医科大学，在当时任教授的森田先生旁当助理教授，有幸听从先生的教诲，从事森田疗法。1937年，继承先生担任慈惠医大教授。翌年先生故世后，开设高良兴生院，从事治疗神经症至今。其间，一边实施森田疗法，一边发表了许多学术论文，为发展和普及森田疗法竭尽心力。

我在1965年发行的《日本精神医学全书》第五卷里，以"森田疗法"为题撰写了文章，今引用其序文中一段话，为大家了解、认识森田疗法抛砖引玉。

"森田正马教授的"神经症的本质及疗法"这篇论文在《吴秀三教授在职二十五年论文集》上登载是在1918年，而森田教授创立森田疗法还在此之前，故距今已有50多年了。当时所谓对神经衰弱症的治疗，有关病因论的倾向偏重于身体医学的方法。但与此相反，在西方倡导弗洛伊德的精神分析法，而在日本则施行以森田神经症心因论为基础的新疗法。但两者在漫长的发展过程中，被认为都有偏离原法①的地方。

然而在日本，由于森田的弟子们大力弘扬森田疗法，有关的业绩似乎不间断地被披露，因此其真正价值终于渐渐被广泛认可。这是因为森田疗法可以在短期内取得相当确切的效果，且有毋庸置疑的事实来佐证。同时这一疗法容易施行，也有力地帮助了它的推广。（后略）"

为了治疗神经症，以前光依赖物质疗法（即使现在这种倾向也没消失），但没有多大疗效，这是医生和病人都有共识的。

若是抑郁症，对其物质治疗是能奏效的，我也常使用。但占压倒多数的神经症（包括神经症中的神经衰弱，强迫观念，恐惧症，焦虑神经症等）单用物质疗法似乎无效。森田先生发现了这类症状的产生是由精神的内在冲突而引起的。这个发现对治疗具有划时代的

---

① 即创立早期时的治疗方法。——译者注

意义。

精神分析法在欧美则按照原法施行。但弗洛伊德的这种疗法需要很长的时间来实施,基于这个先天不足,于是渐渐出现了和原法不同的各种方法,如言语疗法,现实分析法等,都可以说是与弗洛伊德的原法明显是"脱胎换骨"的东西。且实际治疗效果又有多少呢? 像森田疗法大量治愈病例的报道又何曾见到过呢?

最近森田疗法在国外急剧地引起了有关学者的重视。作为长年致力于此疗法研究并竭尽绵薄之力而奋斗的我的同仁们,为能对森田先生在天之灵多少有所回报而感到欣慰。

我们想要摆脱困难克敌制胜的话,首先必须对面临的对象有充分的、正确的了解。比如要操纵机器,越熟悉其构造及性能就越知道它的缺陷和出故障的部位以及程度,从而可以较容易地使用或修理。为了医治神经症并取得疗效,首先重要的是要洞察其人性的根本,只有了解了人性的实质后,才能理解产生症状的内在动因。

假如某某人固执地认为,"心情必须要保持开朗。"那说明这个人是不懂人性,是一个用一厢情愿、任性地来看待人性事实的完美主义者。这样的人常常被"变幻莫测的情绪"所要弄,反而有恶劣的心情经常光顾,愁眉苦脸的日子成了家常便饭。可见,违背事实的主观生活态度恰恰是产生神经症的温床。

清楚地认识了人性的本来面目,在判明了会引起纠葛机制的同时,积极开展建设性的实践活动,随之治疗的大门也就洞开,昭示着新的发展前景的来临。认识和实践的相互作用推动着治疗的进程。如果把认识和实践两者割裂开来的话,治疗就无从谈起。如同稔熟了游泳的技法和理论,却不跳入水中扑腾就不可能畅游,这是同样的道理。

我自以为在本书中,尽量通俗易懂地就理论和实践这两方面作了介绍,我相信患有症状的人,只要阅读了本书,认真体会、努力实践的话,一定能从症状的束缚中解放出来。同时也相信,摘录在书上的患者们的体验记录,可以有力地证明我绝不是纸上谈兵、空穴来风。

3

读了这本书,若获得症状减轻或者痊愈的话,我写本书的初衷即已达成。

我也期盼从事神经症治疗的各位医务工作者一读。我以为,虽写得通俗无华,仍可称得上是一篇正规的学术论文。

目 录 | Contents

第一章 | Chapter 1

恢复健康者的体验谈

神经症的治愈方式有各种各样,各人具有各人的特色。自己不知不觉中渐渐地好转的占了大部分,但其中出现顿悟(即突然一个转机豁然悟通)的亦有发生。

在这个痊愈过程中,当事人心灵的轨迹以及治愈后的心境,通过康复者本人的记录让读者们来了解的话,我认为是非常有意义的。

这里所登载的记录,是在高良兴生院接受过治疗的人们在出院之际,或出院后寄来的感想文章,全是住院治疗的病例。对自我进行治疗的人们,亦可作为参考以加深体验。

受神经症状折磨的当时,很多人不愿意自己的症状被他人知道,往往有拼命掩饰的倾向。但因此更强化了苦恼。到了愿意向他人披露自己遭遇过的痛苦的时候,其实已到了明显从症状桎梏中解放出来的时候。并且通过公开自己的遭遇,要摆脱自身认为特殊的那种所谓"差别观"。

更为重要的是,愿意把自己曾经罹难过的痛苦和康复的经历,告知那些同样命运的人,这种同病相怜、守望相助的意愿显示他们已从原本自我为中心的小我升华到了为他人谋幸福的大我境界。

在此,谨向寄来宝贵体验记录的各位表示感谢。

1

1. 四年苦恼一月消

N 先生（20 岁男性）

症状 遗精恐惧，疲劳亢进，头沉头痛，社交恐惧。

病历 四年前开始梦遗频繁，并开始感觉头疼，稍一工作就觉得疲劳。去医院就诊，说是神经衰弱，休息休息就好。于是无所事事地躺着睡觉，百无聊赖地散步，打发时光。症状却一点不见好转。一梦遗，情绪就变坏，随之食欲减退。自己深信梦遗使脑子弄坏了。现在每月有两三次梦遗，似乎感到没什么损伤身体。

住院时的日记

➤ **10 月 5 日**

住进医院后，病就会好？不相信会好的。（不认为会好转也无妨，总之照要求的做就行①）。离开家后开始想念家里的事。

➤ **10 月 10 日**

已渴望起床了，但不允许，没有办法只好继续躺着（这样就可以）。

➤ **10 月 12 日**

（前略）10 时左右，工疗刺绣。我原打算抓紧完成，但似乎很难。只好一边请教先住院的病友，一边心神不定地干了起来，干的过程中倒觉得比预想的要简单（应该带着焦虑去干，想消除焦虑后再干是徒劳的）。下午，听医生讲解。虽然不太理解他讲的内容，但与大家一

---

① 以下括号内的楷体字除了注明医生批语外的都是作者所加的评语。——译者注

起听着听着,觉得心旷神怡起来(不久就理解了。尽管不理解应仍然带着疑惑按照讲解的去生活)。医生谈到一个例子,有人很在意桌子上的刀子,担心会不会用它来刺死自己。医生说,其实担心会死的人想死也不会死。精神病患者什么方面和神经症患者不同呢?(能提出这样的疑问就是与精神病人不一样)。

➢ **10 月 21 日**

(前略)午饭后,与住吉先生一起,使劲地刨木板,挖掘枫树的树墩子。没想到根扎得很深,真是用上了吃奶的力气。平时稍有点厌烦就停手不干了,这次却出乎意料地完成了(厌烦的话,一边厌烦一边应带着厌烦照样干。工作并非为了兴趣才干的)。(中略)体重 63公斤,比前重了 1.5 公斤。工作室里今天只有两三个人,寂寞中似乎带着消沉,工作没什么进展(情绪归情绪,工作归工作)。

➢ **11 月 7 日**

修剪枯枝,平整土地,从老宅运来了树木移栽。劳动的汗水浸透了衬衫。以前自己从来也没有这样劳动过。因为担心疲劳了病会加重,整天无所事事,现在想来觉得有点可笑(不是不能干,而是不去干)。晚上推着装有树木的婴儿车时,医生问道:"难不难为情?"我虽然回答,"不难为情。"其实内心还是非常害羞。一边推一边只想快快完事。但由于想逃避也逃避不掉,只好硬着头皮,带着害羞,像医生平时教导的那样去实践(难为情是理所当然的,难为情的同时照样做应该做的事才是勇者)。

➢ **11 月 8 日(出院之日)**

自己从 16 岁的 8 月份左右起患神经症,梦遗是其中的烦恼之一。随后,各种症状接踵而来,感到大脑渐渐被损害,离群索居,在乡下被叫做神经病(从开始就与精神病完全不同)。头痛啦,一动就疲劳啦,什么都不能干。各种方法都试过,以为好转了,又马上回到老样子,烦恼接踵而至。17岁开始社交恐惧,十八九岁又患红面恐惧。20岁那年9月,去医院看病向医生诉说症状时,被介绍"有位叫高良的医生专治你这种病。"于是立即住进了他的医院。

住院后,健康一天天地得到了恢复,36天后出院了。在住院17天时,我注意到医生要求的"把心情和工作分别写在日记上"的嘱咐,拼命劳动时,不觉得头痛了,干劲也充沛了。工作变得很有趣味起来。医院生活每天充满着快乐("注意到"是因为内心充满了对体验的感受,这不单是注意到,而是一种感悟)。

> ➤ **出院后的信(11月24日)**

(前省略)感到自己很健康,似有一种脱胎换骨的感觉。非常怀念在高良医生的医院里度过的快乐时光。

充满着再生意识的我,每天在工厂里工作。出院后第三天,我带着战战兢兢的心情去单位上班,现在感到痊愈了。整天和五六百个同事们一起工作着,生活得很幸福。四年的如坠深渊般的日子,已不堪回首。(后略)

(纯朴青年如同废人般度过的四年日子,一朝间摆脱了。他双手合十,心中遥祝高良兴生院。治疗神经症虽颇费周折和心血,但得到患者治愈后的感谢,我也不由得双手合十表示祝福。)

2. 苟待症状而痊愈

N小姐(29岁女性)

症状 失眠,心动过速,疼痛,尿频,感觉异常。

病史 病情大致明确。大前年9月母亲过世后,前年10月父亲

又相继去世。以此为起因,去年9月左右起,出现了种种症状。开始
觉得肩背部往上冲血,11月份起,胸部生痛,常感到心动过速。

胸部、腹部,加上肩膀部的不适,不是这边痛就是那边疼。"不要
得了肋膜炎啊?"于是就躺在床上休息。12月左右起开始失眠,一天
只能睡三四个小时,即使睡着也尽做一些心慌意乱的梦。胸口常感
到勒紧似地难过,腰部以下发冷,周身感到麻木。最终只好整天卧床
不起了。虽接受了各种治疗,但全然没有疗效。晚上因为尿频,不得
不起床五六回上厕所。

住院日记录

➢ 一星期来的感想

独自一人卧床一星期,感到漫长而痛苦,卧床期间,我感到最可
怕的是心动过速,头痛、身体上的痛苦等都冒了出来。我照医生所说
的坚持忍受着。晚上渐渐能睡了。第六天下午3时,被医生叫起,
让我听痊愈者谈体验,我由衷地感到高兴。晚上测量体重是40.6公
斤,对照病以前的47公斤,仅仅4个月瘦了这么多,不由得悲从心底
来。不过我相信医生,我也会像今天的痊愈者一样,马上会胖起来
的。入夜,因为心悸没有睡好(这种坦诚的态度能给你治疗带来
帮助)。

➢ 卧床期结束的第二天

(前省略)晚上医生来到作业室检查大家的日记,然后给我谈了许
多风趣的话。突然,医生问我,"N小姐,现在你哪里痛啊?",医生的话
使我忽然意识到,这时身上一点都不觉得痛苦。开始认识到其实痛苦
感觉是一种心理作用(你常常忘记了没什么感觉的时候,却只把有感觉
的时候当成了问题,所以就一直感觉到了症状。实际上什么感觉也没
有的时候是很多的)。医生常关照我"被子盖得太多,少一点好。"今晚,
决定减少一条(马上体现在行动上,是进步的表现)。

➤ 起床后第六天

（前省略）一早感到肚子很饿，急切地等着开饭的铃声。在家时只吃一碗，最近常常吃两碗，甚至三碗半，觉得有点难为情（因为这是健康的生活，健康的生活是活动的生活）。自己感受到最近有明显的好转，最让我开心的是：短期间体重增加了（大约增加了2公斤）。（中省略）今天下午3时，读了已痊愈出院的M先生的感想文章，不禁眼睛湿润起来。我住院至今，医生指导我做各种劳动，听到要出院的话，内心感到一阵寂寞。

➤ 起床后第十四天

（前省略）今天天气很好，洗了近两个月没洗的头发，然后去打扫院子，见"番红花"盛开着，我给它移栽了花盆（随着身体的好转，注意力开始转向周围的生活，花的美丽也打动了你的心）。今天丈夫来探望，说我胖多了，他也很高兴。晚上洗澡后称了体重，比入院时增加了4公斤，我高兴极了。

➤ 起床后第二十三天

（前省略）下午大家托我出去买东西，内心有些不安。硬着头皮来到新宿。也未出现什么不测的事。姐姐住在新宿的三丁木，我顺便去看她，她见我能一个人过来感到很高兴。看到曾经是这么虚弱的我，没想到康复得这么快。回来时，她因担心提出送我到车站，我拒绝了（不想让他人照顾，就是恢复健康的证据）。归途中看到漂亮的鲜花，禁不住买了下来。曾听说某小姐，见了花一点也感觉不到它漂亮。我在最痛苦的时候，也是不管人家送我怎样漂亮的鲜花，内心也丝毫感受不到其美丽。而现在，我由衷地感受到了花的美丽（自然地看到周围事物，实感自然地涌出）。昨晚医生告诉我，"回忆起痛苦的过去，就如同做梦一般。"现在就是这般心情，我感谢医生对我的拯救。

➢ **出院之际**

大老粗的我,写起"感想文"来觉得很棘手。但痊愈的我满心喜悦促使我拿起了笔。如果把我的症状一个一个都写出来,可能会举不胜举。我只举出主要症状:心动过速和失眠。

去年11月左右起,我开始心动过速和失眠,每天在痛苦中煎熬。一个月后,越发恶化起来。一天轮流看两名内科医生,都诊断为神经症。都反复叮嘱我,"不要太在意身体,要心胸开阔点。"可是,我根本听不进这些话,烦恼反而与日俱增,家属也为我痛苦不堪。于是,和内科医生商量后,建议我去看神经科。那神经科医生却说,"这里的治疗不适合你的病,你应去看东京的高良医生",他还嘱咐我早点住院。这样,我在29日来到高良医生的医院。

卧床期间,每当高良医生查房,我都向他反复唠叨自己身体的痛苦,每次他都耐心地开导我,"感到痛苦的话,不管多么痛苦,都要迎接它。"我就照医生说的忍受着。

卧床结束后,医生告诉我,"任何时候都要做点什么事,身体会不知不觉地好起来。"卧床到现在的我,因为一下子要工作了,竟痛苦得难以接受。因为知道"要虐待疾病"的道理,自己也有意识地尽量投身工作。一天天地,不知不觉间感受不到痛苦了,胃口也一天比一天好起来,体重也慢慢增加了。我在充满喜悦和期待中迎接着每一天。

回顾从前,感慨万千。三十五天的住院生活,终生难忘。我对先生感恩不尽(以下省略)。

3. 从活力衰退的黑暗中重生

D氏(59岁男性,评论家)

症状 能力减退,自卑感,过度忧虑,记忆不良,便秘,足部发冷。

病史 大约 20 年前，因过度酗酒引起脑溢血而半身不遂。3 年后，虽有显著好转，却由于社会形势的急变，工作一下子繁忙起来。故近几年来，自觉能力逐步衰退，主观地认为这是由于疲劳和动脉硬化造成的后果。

1937 年 3 月，跌倒在地上，造成大腿骨折，继而又患了肠炎，不得不住院到年底。本来乐观地认为可利用这次休养，好好恢复一下。却事与愿违，能力的减退与日俱增，最终丧失了自己作为领导的自信，陷入了懊悔、退缩、自卑、逃避、绝望的黑暗深渊。

1938 年也是这么渡过了，这年的 1 月，我鼓起最后的勇气，接受了对动脉硬化症治疗口碑很好的内科物理疗法，结果毫无疗效。正在不知所措，不知如何生活之际，我偶然读了高良医生的著作，在这里发现了与疾病斗争的正确道路。

直到现在，我一直把动脉硬化症作为治疗的唯一疾病，这种错误做法加重了神经症的症状。我决心把高良医生的特殊疗法结合起来进行治疗，于是来到了东京。

➢ 6 月 12 日，入院这天的日记

这年的春天，在福冈我看了高良先生的《神经质和神经衰弱》，引起同感的地方很多。特别听到"行动是缓解神经质症状的最好手段"这种独创性的治疗方法时，内心感到借助这个人的手，一定能摆脱 20 年来的苦恼。这一点促成了我住院的决心。

顺便列举一下入院当初我的自觉症状：① 生活效能减退；② 自卑感；③ 过度忧虑；④ 记忆不良；⑤ 注意力涣散；⑥ 社交恐惧（自己认为对人恐惧，倒不如说是对事恐惧。由于丧失了自信，无故地害怕新事物，担心在众人面前被他人看穿自身处事上的无能）。

我痊愈了！

翻阅住院初期的日记，全是观念的游戏、梦呓般的话语。连自己都感到脸红。

一周后,也就是劳动作业的第一天。医生在我《不迷信理论——6月19日的日记》上提出了警告,强调"废除纸上谈兵,去体验实际生活!"真使我羞愧地无地自容。我向医生发誓,立刻遵守院内纪律,认真参加劳动作业。

八小时坐着工作,感到右脚和背脊疼痛难忍。不过我感受到了"只要去干就能干成"的道理(来自6月25的日记)。

我深感工作的多样化充实了生活(6月30日的日记)。

毫不留恋地抛弃了"观念性思维"的同时,我感受到行动的意愿油然而生。可以说,这是我在医院中与疾病斗争时的旗开得胜。不过,"观念性思维"的克服,并非治疗神经症上取得了直接效果,而是立刻促使了"行动至上主义"的确立。真像我前所写下的"行动至上主义"才是与疾病斗争的利器。

我之所以能这么容易地摆脱"观念性思维",大概是因为我在得病前一直是信奉"行动至上主义"的理论来立身处世的缘故吧?

➤ 前途光明

听从医生的劝告,6月27日起,决心停止服用泻药的习惯。这只不过也是展开"行动至上"意愿的一环,但在整个疾病斗争过程中却有着深远影响。对此我作个简单说明,因便秘长期服用缓泻剂而引起脑溢血以来,已有20多年了。其间也几次试图停用都没成功。所以这次一定下不同寻常的决心。开始后也有过想中断的念头,但还是坚持苦斗了整整1个月,终于达到了目的。这件事间接地鼓舞了我战胜病魔的意志,获得了去争取光明前途的精神力量。

➤ 集中精力的问题

"行为至上的极致",用东方思维来表现的话,大概就是能随意随处地进入"三昧之境"①吧。这方面,要求"观念性思维"症状存在的同

---

① 精神上的无我状态。——译者注

时达到精力集中是不言而喻的。当时的日记反映了我最初(6月22日)的表现。

（1）根据医生的讲义——所谓三昧境界的忘我并非是特别之事。专注玩"拍洋画"①游戏时小孩的情形就是。

（2）医生的评语——到处都存在着"三昧之境"。

（3）评语——如果把"三昧之境"这个自然产生的东西，企图主观来形成它是办不到的。

以上是医生的种种评语。

对（1）（2）项的意义容易理解。我们日常生活琐事中会经常体验到。但对于第（3）项，我感到存有疑问。这个疑问一直保持到出院之前(7月27日)尚未释怀。

这个疑问归纳起来说，医生认为，"三昧境"是无意识中自然形成的，若想刻意进入"三昧境"就出现了思想矛盾。但我感到除了这种形态外还肯定有另外的类型。关于这点，我在7月14日日记上强调道："本人作为问题考虑的是，不是无意识进入三昧境地的那种现象，倒可以说是，难道没有更进一步能随意达到三昧境地的方法吗？换言之，过去不随意的现象之外，似乎还有着更积极希望操纵驾驭"三昧境"的内心欲望。"

当时自己对这个问题的迷茫有多深，只要读一下一星期后7月31日的日记，被认为可以出院的各项条件时，写了叫做"通过日常生活的集中精力，修炼随意进入三昧境"的项目，你就能体会到。然而，尽管自己的迷茫有多么的固执，但医生的拳拳恳切之心同样执着。回想起来，真是感激不尽。于是，经过短短两天，我就得到了如下的认识：即精神集中之道与"三昧境"的一般原则相同。它教导我们：任其所有的障碍原封不动地存在，集中精力投身工作之中时，就会自然而然地实现。——"理应细细体会"——我在7月23日的日记里如是说。

---

① 一种小孩游戏。——译者注

而且,在全面反省过去错误的过程中,这个认识到了 28 日时有了更深刻的体验。我在日记上这样写道:"况且这个方法并不难,在 23 日感到已经能理智地把握了它。5 天后的今天,终于有了这种体会。关键之处是,只有置身于实践才能习以为常。"住院生活中最大的难题,即关于如何集中精力的问题得到解决的同时,其他的治疗方法问题也迎刃而解了。正如我在日记上记录的,作为必然的治疗结果,自卑、逃避的病态情绪也随之消散了。

➤ 具有了自信

6 月 30 日,对我记录了本人社交恐怖的特殊性的日记上,医生作了如下的评语:"赤裸裸地捶打自己,只有把现在自己的想法说出来。"

虽然心里完全知道自己在牵强附会,这却是我自身症状的核心点。医生的寥寥数语,振聋发聩,使我不寒而栗。当时确实无论如何没有突破难关的勇气。尽管充满高昂的行动愿望,心底依然抱着等到某一天再去解决这个问题的茫然期待。

于是,到目前为止自己所轻视的、而医生一再强调的,如"过有所作为的生活"啦,"带着不乐意情绪,总之也要行动起来。"啦,"不要无聊地打发日子"啦,"情绪饱满地向前冲"等教诲,如警钟响彻耳旁。逐步能接受这些思想了。

不过问到"行动的要领"时,医生回答我"连续行动中,当然会有节奏上的有张有弛,不可耍小聪明,不要纠结或玩弄伎俩。"(6 月 12 日评语)。还告诫我"不是让外界来适应自己的感觉,而是在顺应外界的变化中自然地流动。积极的行动和自由会随机而生。"(7 月 20 日评语)。

其后,自己听从了医生的这些忠告,我根据其要领满腔热情地行动着,结果似乎在"三昧境"问题解决的同时,曾经的难关也终于突破了。只不过认识到社会上的风浪可能会更险恶,必须要有应对的思想准备。

自己本身对在人前暴露自己的一切已无所畏惧,实际上真的"舍得一身剐"地豁出去了,与之相比也就没有什么可以说是更恐惧的事了(7月28日的日记)。

医生对此的评价是"尽管自己是如何处心积虑,还是不加修饰的自身最有价值。"现在的我已把这教诲作为理所当然的认识,心悦诚服地接受下来。这是因为我已经具备了即使自己处于怎样的境地也照样可以和正常人一样地行动的自信(中略)。

因而,我现在没有任何怀疑和不安,看到某病友出院时手舞足蹈的样子,觉得这不过是除掉症状恢复常态而已,高兴是可以理解的,但也没必要如此激动兴奋。不过倒是对社会生活的困难有所思想准备才是必要的。这也是一般的人同样会遭遇到的事情,并非是我们才有的特别之处。

搁笔之际,向院长和各位病友谨表深深的谢意。回顾住院时的迷茫,对比现在的舒泰,既高兴又觉得不可思议。

4. 蜕　　变

A 君(22 岁男性,商科大学学生)

症状　头脑昏沉,头痛,耳鸣,呼吸急促,渎神恐惧,记忆不良恐惧,不洁恐惧,读书困难,罪恶恐惧,反刍癖,便秘,背部疼痛等浑身不适。

我难以忍受自身的痛苦,4月19日住进本院,经过 70 天的住院生活。现在我用住院时的体验,指导着每天的新生活。

回想住院前的自己,宛如隔世。并且每见到熟人都有想把自己的喜悦告诉对方的冲动,但对这些太不了解神经症苦恼的人们该如何叙述呢,我只好一人独自享受快乐。

下面我来叙述我的神经质症状吧,可是要预先说明一下,我并非喜欢给各种症状冠名。就是说,至今为止我觉得,笼统地给各种症状起上可怕的名称,很多场合由于自身认识不足,容易被这种种病名所束缚,从而加重病情。所以除了就诊的医生外,一般不轻率地提到病名。这里为了防止混乱,使同样症状的人能容易理解而引起共鸣,只好勉强为之。

我从小就是个忠厚的孩子,看到当时的照片,愁眉苦脸的一副老实相。或许那时已经埋下了神经症的萌芽。

症状的显露是在小学四五年级的时候,当时在学校的公共厕所里与大家一起用厕所感到很不舒服,因而内心很痛苦。

另外,也在相同时期的一个夏天,去旅行的途中,我在行进的列车中把茶碗从车窗扔出去,听到茶碗撞击对面轨道发出的声音,就担心下列列车开来时会不会撞在茶碗上而脱轨呢? 一旦被报纸曝光,也许说不定会被警察抓起来。并且这个强迫念头一直摆脱不开,使旅行变得毫无趣味,现在依然记得妈妈当时担心的模样。

初中三年级起开始出现对传染病的恐惧,我尽量减少与外部事物的接触。当时我是乘火车上学,伴随出现的对人恐惧,为了尽量避免与他人接触,我总是站在车厢的连接部位或厕所间乘车上学。

并且为了躲避他人的视线,常常戴着有色眼镜,因而在学校被认为具有不良习气。我讨厌白天,喜欢晚上。喜欢下雨天胜过晴天。

当然内心是阴晦的,行为也是很滑稽的。这种无奈的逗笑行为后,又常常陷入自我嫌恶的折磨中。

初中毕业后(旧制中学)升学考试落第,倒也没什么沮丧,感到心烦的是伴有头痛的鼻炎,欲手术治疗,因第二年的升学考试迫在眉睫,只好一边忍受一边学习。渐渐地忘记了症状,对应试考产生了兴趣,成绩也有了提高,自卑感似乎有所减弱。

次年 4 月,进入了向往的学校,但没有像人家一样开心。当思想一松懈,各种神经症状又接踵而来。严重的胃肠症状完全引起了我对疾病的恐惧。不能读书,甚至连 3 页报纸也看不下去。

当回老家后无所事事度日时，忽然医生诊断我是"肺门淋巴肿胀"，从而我每天脑子里都萦绕着胃和肺的影子。感受到的全是越来越严重的头痛、耳鸣、呼吸急促等症状，由于害怕感冒和不洁，我整整半年不敢洗澡。又因为患亵渎神灵恐惧，对所有的神灵不做祷告。因对犯罪恐惧，怕进商店被怀疑是小偷而不去商店买东西，只好勉强买些不需要的东西。

为了逃避伴随记忆不良而来的记忆追想的烦恼，我每天详细地记日记。又出于对记忆不良的恐惧，每天同样的事情，要反复说十几遍，自己叮嘱自己，感到非这样心里就不踏实。不洁恐惧也越发加重，一天中需用来苏尔消毒液四五十遍地消毒。

我也不单依赖医学，什么指压疗法，食饵疗法，某某式健康法，其他什么中医疗法，血液循疗法，连某某道场都去涉猎了。但苦恼仍一味地加深，感情也变得枯竭了，内心里什么喜悦啦，惊讶啦，悲伤啦似乎都感受不到而变得麻木了。

在这样持续的不安苦恼中，4月初我回到了阔别一年半的学校，可是，二三天后的英语考试中，由于紧张使拿笔的手不停地颤抖，意识变得模糊不清起来。这样下去不是变成废人了吗？终于痛下决心来到了书上介绍过的兴生院，通过医生诊断，住进了医院。

住院后的一星期的卧床治疗，比预想的还要寂寞。我担心不要是因为本人意志太过薄弱了吧？并尽力地去适应它。

一星期的卧床终于结束时，内心感到无比喜悦，但没有丝毫想劳动的念头。遵照吩咐开始割草，我原本就讨厌割草，只好勉为其难地摆动着双手。

第二天我没换其他工作继续割草，慢慢地对此作业有了兴趣，除草作业一直坚持到体验的最后。

起床后第五六天的下午，惯常的疲劳感猛烈地袭来，真想躺着歇一会，但好容易忍住了。随着日子的推移，作业劳动也慢慢得心应手起来。转为重作业阶段后，身体的倦怠感依旧，膝盖以下好像虚脱似的。但是其他的肉体症状,如整整一年来背脊中令人感到害怕的疼痛和饭后必然恶化的痔疮痊愈了。一年半来,曾经每餐需要咀嚼二百次以上也没治愈的胃下垂减轻了。使我吃惊的是,鱼鳞症,眼睛疲劳,头痛感,耳鸣,胃反刍,便秘等症状不知不觉间都消失了。

可是,与此相比较,我觉得精神方面还看不到应有的效果。不过,卧床结束后的 25 天左右,当时因感到似乎有点感冒,一量体温竟有 37.3℃,觉得很意外,倒不是因为有热度,而是对没发觉有热度照样能够继续工作觉得有点不可思议。

住院前,我如果有 36.8℃ 的热度,即使起床了也因感到难以忍受的疲倦而马上躺下。如今我不得不对身体精力的旺盛而吃惊。

这次感冒痊愈后实际上已恢复了精神,一天不停地劳动着却不感到疲劳,感到身心充满了活力,我开始看见了希望的曙光。

到了起床 30 天左右,从此一天比一天感到精神。与他人的共感性也与日俱增,目睹室友精神焕发的劳动样子如同自己身临其境般地高兴。

而且对植物亦充满兴趣,早晚给植物浇水成了不可缺少的必修课。但是,日记上记载的这种机械的做法受到了医生的批评,“认为是不会通融的死板的下下策”,我对自己不看实际情况一味浇水的做法进行了反省。

在院子里,当自己接触到土地,回想从前稍微动一下手都感到很费劲的自己,现在能拿着铁锹这样劳动。深刻感受到过去不是为了劳动而生存,而是为了不生病而活着。

某晚我向医生请教,“出了院,拼命地学习就行了吗?”医生却反问我“我并不赞赏拼命学习就行么的说法。你考虑过无论多么痛苦也必须要学习了吗?”医生的话真是一针见血。其实当时我已领悟到了“不管多么痛苦也必须要做应该做的事”这一个信念。

虽说我接受了医生让我去上学的劝告,但由于担心,依然一天天拖延着返校的时间。过了一段时间,觉悟到这样是逃避不了的。终于在起床第 56 天后开始去了学校。

开始时很痛苦,但逐渐好转起来。考试也全部参加,渐渐专注于学习起来。当然忙得思想上考虑"能不能学习"的余暇也没有了。我想这样坚持的话,一个人也能干下去了。住院 70 天,我告别了充满回忆的兴生院。

出院后很快过了一星期,这期间由于考试临近,感到喘口气的空隙也没有。因此拖延了感想文的完成,深感抱歉。

最后向赐给我重生之道的高良医生和各位其他医生,表示衷心的感谢。同时祈祷众病友早日恢复健康。就此搁笔。

(本例介绍的是神经症的典型案例,他体验了各种各样的症状,虽接受了各种各样的治疗,却全是不对症的治疗,结果长期罹病。作为神经症的典型病例,所具有的很多行为,其实体现了原本他们拥有很优秀的素质。所以只要依靠正确的生活态度去实践,都能像他所言那样,出色地获得"转世般的重生"。/医生批语)

5. 从人间地狱中解脱

M 小姐(33 岁女性,焦虑神经症,心脏神经症)

症状 心动过速发作,胸内苦闷,失眠症,头昏等。

病历 去年 2 月患感冒后外出时似乎摇摇晃晃地要摔倒,尽管进行了治疗,其后却各种症状缠身。如胸口发胀,心动过速,如临死亡般的不安。

1 个月左右甚至大小便都要有人帮忙,到了 9 月连澡也不能洗了。体重减了 8 公斤左右。头部发热又发麻,手脚脱力感伴随颤抖,颈部有像蚂蚁爬似的感觉。渐渐地引起失眠,耗到半夜 2 点睡不着时只好吃安眠药。次年 3 月 14 日住院。

住院日记

➢ 卧床期

卧床期开始阶段即使连续睡不着,反正家务啦什么都不用担心,倒也过得很轻松。

第四天疲劳出现了。第五天洗脸时感到胸部紧张异常,10时左右发作了两次。着急地等待着医生来就诊,可是今天因为医生特忙,到了傍晚也没来。犹豫着好几次想去叫医生,过了会不安感越来越严重,只好请求医生出诊。我向医生咨询了许许多多,心情安定下来后又回到了床上。打算在医生的指导下重新锻炼身心。

➢ 起床第一天

凌晨5点左右醒来了。因昨夜失眠感到头痛又疲劳。尽管起床了还是觉得没精神(睡得着睡不着顺其自然,即使睡不着第二天照样正常活动。/医生批语)。

8点左右阿姨①说开饭啦。啊,规则,遵守规则……不可任性了,有点害怕,很想回家。早饭独自一人吃,中饭和大家一起,在这么多人前吃感到有点恶心,胸口跳得厉害,只是一个劲地吃。

但到了3点吃茶点的时候,心情已适应了,感到能按时起床真是幸福。我询问了劳动作业的情况。晚上洗好澡,心情很平静,格外的轻松。

我内心祈祷能一切如愿。10时就寝。又因失眠而痛苦,早上4点有点睡意,却又醒了。

➢ 起床第三天

(前略)洗涤时突然心情不舒服起来,症状发作了。吃饭时感到堵在胸口吃下不去,痛苦得不得了。妈妈来看我,我真担心这样下去

---

① 服务员。——译者注

会不会死掉啊(有受苦的精神准备且照样干该干的事/医生批语)。中口小姐痊愈出院了,我想她现在一定安心了吧,她家属也好放心了。

早上写日记,打算写前天的事,可胸口咚咚直跳,怎么也想不起来,内心好痛苦。喝茶的时候医生叫我洗澡,我因为心悸不安,又伴随手脚发抖,头晕等不适感,就拒绝了(很遗憾,不逃避去洗澡就好了。/医生批语)。今天我没听从医生的嘱咐。夜里睡足了6小时,一早起来感到很舒服。

我常常自己臆想,我的体质特别不好,医生是不是了解啊。不过,我最近明白了大家的症状虽然不同,但都感到非常痛苦这点是相同的。所以自己也决心去忍受痛苦(大家都认为自己最痛苦,注意不要发牢骚。/医生批语)。

➤ 起床第八天

早晨6时30分起床,已经第五天能睡好觉了,为失眠症能痊愈感到很高兴。(中略)擦拭自己房间的窗户,自己完成了洗涤。妈妈来看我。听我说失眠症痊愈了,她露出不太相信的表情,但抑制不住内心的喜悦。补袜子;整理衣服;浇水等劳动作业。

➤ 起床第十三天

凌晨6点30分起床,打扫院子。虽然气候很寒冷,然而觉得身体倒能够抵御寒冷似的,很精神。打扫了医院及自己房间的卫生。下午给兔子喂了食,还干了许多其他工作。

洗澡时没有不安感,整个身体都能洗干净了。从前那种一接触热水就心慌意乱的感觉没有了,一沾水马上就从浴室出来的现象克服了。晚上听医生讲话。又度过了愉快的一天。

➤ 起床第十九天

凌晨6点30分起床,睡得很好。住院后第十天起失眠就彻底好转了,1年2个月左右格外顽固的失眠能痊愈,的确无比的开心。照每天的惯例完成了扫除。下午3时,痊愈出院的佐藤也来了。她是肠胃神经症者(即治愈第十例/医生批语),我们听她谈从发病到痊愈出院的经历。

我自己也有十多年的受肠胃障碍折磨的经历。是夜,修补罩衫。昨晚和今天医生很认真地看了日记并作了指导,也指出了我的错别字。一想到医生连错别字都帮我修改,下决心今后绝不再写潦草字(这样的话干什么事情都能进步。/医生批语)。

➤ 起床第二十五天

(前略)午饭后,去医生家借缝纫机。我担心路上不知会什么样,结果却很轻松。回来时也很开心,内心里没有任何痛苦,心情极其开朗。还买了自己的东西。

傍晚,扫除后做针线活。今天患麻风病恐惧的某小姐痊愈出院了。步行送了她一阵。晚上刺绣,洗澡。感谢今天一天中什么痛苦也没有,劳动着度过了。

➤ 起床第二十七天

(前略)8时左右与大家一齐去农场,拆开草袋铺在草莓上。11点30分离开农场,来回忙碌仍然精神抖擞,今天出乎意外地走了这么多路还能劳动,真让人高兴。一想到如果待在家里没接受高良医生指导的话,这样的好转能享受生活的愉悦是不可能的,就感到住院住对了。

➤ 起床第三十天

(前略)做了外出的准备,与某女士一起去新宿。下公交车后与她告别,我独自去了中村屋①,依然是人山人海,我思想上仍然很平

---

① 歌舞伎演员中村勘三郎(1598—1658)的住所。——译者注

19

静。也顺便去了二幸(地名),情绪不错还买了东西。

回来乘公交车时脸突然一下红了起来,不要发作啊?我担心起来。好在什么也没发生,11时后到达医院。做不习惯的事时老担心发作,我想还是自身努力不够的缘故吧(这样就行。如果边害怕边发作的话,就任其发作,该做的事照样不停地去做/医生批语)。

➤ 起床第三十五天

(前略)傍晚回了一趟家。住院时体重是41公斤,现在比住院时重了3公斤。

➤ 起床第三十六天

明天要出院了,写完了感想文。没有事情需要外出,帮忙干点杂事。傍晚,和某大婶去中井车站附近散步。显而易见,一天天在恢复健康。

不安多少还有一点,但对日常生活已没有障碍,快乐的时候快乐,笑的时候尽情地笑,劳动的时候也很开心。感受到了工作一件一件做好时的喜悦。为这里经受的体验可以指导今后的生活而深深地感谢高良先生。我想漫长的岁月里既有好的事也有坏的事。希望医生今后继续给予指导。

➤ 出院之际

终于迎来了出院。对医生的治疗和大家的帮助,内心深表谢意。

我的症状有心脏神经症,心动过速,严重的失眠,头脑昏沉,其他还有许多,一一难以胜数。记得十七八岁开始,我心脏就比较虚弱,但也没有到十分严重的地步。心动过速是在多年前的2月10日,乘电车时发生的,我急忙下车好不容易挣扎赶到医院看医生。两位医生轮流着给我诊脉,给我注射。真是痛苦不堪。至今为止的各种症状不再一一赘述。

回家后马上去看了内科医生,诊断为癔症发作。从此之后再也没有宁静的日子,躺也不行坐也不行,如同活在人间地狱。天天在苦闷中打发日子,甚至上厕所都不能。2—9月间发作了八九次,确实觉得完蛋了。其间,医生调换了9人。

其后每隔5天大约有一次5分钟左右的轻松,3天中只有1次从痛苦中解放出来的时候。洗澡也是10天洗1次,眼睛睁不开,因为头昏眼花,活着的生趣已经失去,只好让妈妈给我洗。

今年2月起,虽然结束了整天躺在床上的生活,除了能洗脸以外,其他什么也不能干。这样活着真比死还要痛苦,每天在苦恼中挨着日子。

通过松井先生的介绍,我接受了高良先生的指导。经过了六天的卧床期,起床后两天轻微的劳动还是感到非常疲劳,内心七上八下。会客时,妈妈帮我洗了工作服,又帮忙晒了被子。两天之后,洗涤劳动变得越来越顺手了,而且顽固的失眠症也彻底治好了。

以前每当躺倒床上,总是感到不是这不舒服就是那不舒服,常担心明天会不会是自己的末日啊!当需要去做点什么事时,常常以各种借口躲避掉。

现在慢慢地好转,能够没有任何障碍地劳动了。这一切全托高良先生的福(以下略,住院四十三天)。

6. 向对视恐惧、红脸恐惧道别

R先生(二十五岁男性,大学生)

我在患这个麻烦的病之前,是个非常开朗的人,话多,像香鱼①一

---

① 一种鱼,日本的特产。——译者注

样活蹦乱跳。

我很喜欢在人前讲话,我妹妹的朋友来玩常邀我做伴。同时也很愿意照顾别人,把朋友介绍给老师啦等,乐于为他人操劳。

朋友常夸我:"你初次见面就马上能和对方成为朋友,真行。"初中三年级起一直到毕业我担任着班长(中略)。

总而言之,我原本一点也不能安分,是超外向型性格的人。有这样天性的人,一旦患上这种病后感受到的痛苦,简直难以用语言表达。所谓人间地狱就是如此吧!看不到一点的光明和希望,前面是一片黑暗。

正好是两年前的事了。当时我很在意人们常说的"不管你如何隐藏,眼睛还是会泄露你的内心。"这句话。整天担心着,我会不会被人家看破内心呢?大概是我作了什么孽吧。

基督教非常重视人类"原罪",提倡"赎罪",首先要承认自己的罪,在神灵前忏悔,用基督的十字血来洗刷自己的罪孽,以求得到宽恕。因而站在人前似乎总觉得被对方看穿内心似的痛苦不堪。

父亲对我说,"对你来说重要的是神怎样看待你,而不是人们的看法。不管他人怎么考虑,神对你宽恕了你就要表示感谢,并顺从地接受。不是吗?面对着百万敌人只要有必死的准备就无所畏惧了。""不过……"我嘴上嘀咕抱怨着,怎么也听不进老爸的话。

有句圣言"看到女人想到色情,已经是心里在奸淫。"这句话该如何的折磨着我啊。照这句圣言来衡量的话,我每天不是该犯下多少次奸淫了吗!这一点虽然没人说我,但我担心他人会不会从我的眼神中已经看出。提到那种痛苦,真想挖个洞钻进去啊,不,甚至希望自己化成烟消失掉。

出于这个顾虑,我不想让别人看到自己的眼睛,进而不想在人前出现。渐渐成了社交恐惧,又发展成为红面恐惧。

于是为了把眼睛遮挡起来,我有一年左右戴着墨镜上学。难为情呀、体面呀都不顾了。因为晚上也戴着墨镜,不认识的人可能还以为我是盲人。对同学就说眼睛有病,短暂间觉得有些轻松,但说话时几乎是不看对方眼睛的。

不过,总这样戴着墨镜有点不像样,知道会给人带来异样感后就不再戴了。可是因为戴惯了墨镜,感到很耀眼而眼睛睁不开,就玩起了动不动就皱皱眉的动作。路过橱窗看到自己皱眉的动作觉得很丑陋很可怕,总之对自己的脸已经变得很讨厌。这时开始觉得目光应该变得锐利起来,又担心笑的时候会不会变得很丑陋。

怕老朝底下看会让对方引起心情不好,即使勉强也要努力去看对方的眼睛。结果,不得了。到底盯对方眼睛多少时间好,视线何时可以离开?看对方眼睛的什么部位?是瞳孔呢还是眼睑呢?抑或眉毛呢?离开视线的时候应该看对方的嘴呢还是看榻榻米呢?真有点无所适从了。盯得时间长了,似乎感到对方的眼睛越来越大只盯着我在看了。(中略)

走在路上时只盯着玻璃窗,坐在电车内只看外面的景色。对朋友谎称不在家,学校的班会也不参加。

泡温泉、针灸都试了,某某氏的养生法,中医,按摩疗法,手掌疗法等,全以无效告终。好几次考虑自杀,依然没死成,苟活着度日。现在想来还能活着真是幸运。

在这样的状态下,我读了森田先生的著作,听说先生已经过世而很沮丧,这时我得到了高良先生寄来的书,贪婪地读完了,感到比原来的浅显易懂。

十月左右去看了一次高良先生的门诊。打算第三学期结束后住院治疗。利用住院前的时间里我反复看了高良先生写的书,到住院时几乎已能背出来了,阅读了书后,我确信自己能够治好,所以把一切交给医生并住进了医院。

卧床期尽管寂寞,但因为我有思想准备因此也不感到什么痛苦。虽被告知刚起床后心情可能会忽好忽坏,不管什么场合,我也没有过分的高兴或悲观。

卧床期一结束,我就干劲十足地干了起来,即使不能马上可以完成的工作,我也抱着任何工作都行的态度去干。积极地找工作做,一看到可做的事马上主动去做。到了晚上已筋疲力尽了。

我认为这样的生活过得如何决定着我一生的命运,抱定即使受骗也要照医生教导去做的决心,竭尽所有的力量努力着。

一边打扫庭院一边嘴上重复着,"治得好治不好随它去了,总而言之照医生说的去生活是唯一的办法了。"

当允许外出时,开始清楚地感受到了住院中不曾感觉到的领悟,自信油然而生,病情有了进一步好转。

出院后这种感觉越发强烈,虽说已经出院但还不能说是一个豁达的人,即使觉得难为情,渐渐地能不断去做应该做的事了。

我认识到,把这种体验运用到今后的实际生活中去是相当重要的,如果不能活用到实践中去的话,疾病就有可能复发,这种情况真的出现的话责任只能在于本人。

常常带着不安,一边战战兢兢一边做应该做的事,自信心越来越强。

出院后第一天的学校课程是至今从来没有过地听明白了,能够忘我地全神贯注地去听了。大概我具有了出院后的责任全在于自身的思想觉悟了吧。

下午二时高良医生的讲话,非常有意义。可能没全记住,但现在回忆起来还是相当地清晰,估计我自然而然地在听,所以重要的事情自然地留存在大脑里,印象特别地深刻,有血有肉般地铭刻于心。

我写着感想文,往事似乎已如一二十年般的遥远,追忆过去的事既怀念又感到有点可笑。

指导我走到这步的医生付出了辛劳,该是多么地不同寻常啊。我内心充满感谢。

对其他给予我关心的各位,所给予我的终生难忘的美好友谊,感激之心难以言表。

我住在井之头公园附近,有机会请来我家做客,这次绝对不会假装不在家了。

7. 听天由命、无所畏而自愈的
红脸恐惧和自卑症

S氏(二十六岁男性)

我的症状出现是在初中一年级的第一学期,我感到初中的老师很可怕,与以前的小学老师不同。高年级学生的野蛮也给我软弱的性格以很大的打击。

某日,野外练习的时候。我借了高年级的工具,后来发觉有一部分散失了。如果就这样交给教官的话,教官是个很严厉的老师,弄不好被他掴耳光也有可能。想下决心给老师讲明情况,但因害怕就犹豫了两三个星期。待到后来听说散失的工具找到了才放心。但其他的担心依然存在。把这些工具拿给教官的话又怕他骂,想悄悄地放到工具室又感到不安。

最终我非常讨厌这件事,说到底我认为想消除不安,必须使自己的内心强大起来。自己对自己打气"怎么啦,不就是一件小物品吗,何必钻牛角尖呢? 更要落落大方一点。"企图用这种方法来回避一切的不安(这就是强迫观念使然,是企图否定正常人的情感。你提心吊胆也好,害怕也好,带着这样的情绪送过去就好,这才是正常的态度。/医生批语)。因此,我觉得自己的态度也必须要改变,故意戴着顶褴褛的学生帽,耸起肩膀大摇大摆地走路。别人看到我,我睥视着对方显出一副不屑一顾的样子。这种故意趾高气扬的表现其实是很费精力的,回到家往往非常疲惫。

还有一件发生在二年级时候的事,看见有个要好的同学在做坏事,本想把这事告诉老师,但怕引起班上其他同学的反感,就站在这个同学的立场上考虑而不了了之。不过从此以后,我老是感到老师的视线常注意着我和这个同学。老师秃顶的头在我的眼前特写似地被放大了,迫使我抬不起头来。

做坏事的同学固然可恶,但知道后包庇他的我不也是同流合污了吗?我内心被这种罪恶感所折磨。加上本来就有这类情绪,于是我的红面恐惧越发变得根深蒂固了。

当感受到老师的视线,突然脸红时觉得异常狼狈。我也冒出把这个害得我如此痛苦的同学揭发出来的念头,但考虑到这个同学在班上的人气,我又只能作罢。

在家里没有开朗的日子,自嘲、自我反省癖渐渐地助长。坚信必须要成为一个坚强的人,才能解决这些问题。

于是,违心地和班上的捣蛋鬼交往,平时大吐狂言,人前故意展示强悍的样子。可是他人并非觉得我强大,倒使我内心徒添许多寂寞。

总而言之,我明白了不管怎样的努力,自己也不会成为一个强大的人。在毕业的同时我参加了某个学校的应试考,因了解自身的实力,并不看好结果,仅虚与委蛇应付而已。但我的虚张声势很快被聚集在考场上充满信心的同学面前不堪一击,我感到很受伤,怏怏不悦地回家了。

从此以后我的社交恐惧症越来越难以控制,由于自卑情绪,反作用般地、勉强地自我抑制着症状。

整天闷在家里,沉溺在阴暗颓废的小说中。或趁着没人的时候外出,在稀少人烟的山谷、茂密的杉树林中一个人徘徊,尽力掩饰着自己这种和众人不同的变态和低劣的情绪。

爸爸终于看不下去了。他让我去公司上班,我坐在办公桌前受自卑感的影响,稍微和他人视线一接触就马上陷入红脸恐惧之中。

尽管不能随心所欲地工作,但过了一个月后总算也能像一般人那样上班了。

可好景不长,偶尔一个契因,我的红脸恐惧又露头了。作为对策我跑到地下室用冷水洗脸,或者跑到室外。严重时我把威士忌放到药瓶里偷偷地喝,或者干脆脱掉外衣。

已到了肉体上、精神上都疲惫不堪的地步。外出时连昂首走路都感到很吃力,因被症状所纠缠,即使想把工作做好也不可能了。看了医生,说是因神经衰弱,对事物太敏感造成,建议我暂时休息为好。于是好几个月在家无所事事,或者泡泡温泉闲荡着消磨日子。

外表看上去很悠闲,其实心里老在意着工作而十分焦虑不安(中略)。终于只好辞职。劣等感、自我嫌恶感越来越严重。去年年末,偶尔的机会我知道了高良先生的著作,百无聊赖中拿来一读。看着看着不知不觉间发现书中所写和我的情况有很相似的地方,我也曾经花费时间解剖自己的性格,并把这些想法告诉父亲以寻求他的理解。不由得感到理解自己的人出现了。

3月10日去东京,立刻住院,进入卧床期。这天因为旅途的劳累,头痛且很困。入院第一天,听到医生叫我却不回应,后来受到医生的警告。他叮嘱我要适应环境,从改变态度做起。于是我尽量露出笑脸来。改变了态度会矫正心灵这点过去从未想到过,我半信半疑地继续卧床。卧床中常常把买来的药放在枕头边,被医生看见后斥责了我,叫我放弃这种心理安慰式的做法,行李箱里的药片也给医生收走了。

第二天一早,感到胃痛,打算不吃早饭了。内心对医生有些埋怨,但认识到这是医生的责任,还是下决心吃了,结果并没有什么发生,因而分外地高兴。亲身感受到原来如此。噢,我的症状可能也是主观的一种感觉吧。

无论如何一天一天在不知不觉中过去了。自己感到一点一点在好转,即使是一点点能感受到自身的进步是何等的欣慰啊。这样一来或许我能得救啦,这种心情越来越强烈。

外出第一天的日记里我写道"去主宅拿块木板回来,路上感到相当不安。我在心里呼唤着自己,绝对不能逃避。四个随行的是年轻的女性哪,我一边在意着自身小工似的打扮,但即使有衣冠楚楚的绅士出现,也要这个样子坚持到底了。比起前几天搬场时好像路程缩短了,估计大概有点适应了。"

如上所述我很在意自身的变化,我认为这些变化是住院生活引导下带给我的,内心充满着对医生的感谢。

今天上午,我一个人乘山手线电车到目黑,兜了一圈市中心,也没受到恐惧和劣等感的折磨就顺利回来了。大大超过了我的预想。

深切感受到的是,订立的计划要毅然地去实行。我相信这是拯救神经症者的道路。在你听天由命的无畏勇气前,对手会变得意想不到的脆弱。我的住院生活是有成效的,我比预想还要快的痊愈,完全归功于医生和大伙的指导,我从心底里感谢他们的恩赐(入院五十五天)。(从本例出院后的来信中看到,他通过治疗使情况越来越好,成了一个出色的努力家,说明了其本人原本就具有优秀的素质。苦恼的劣等感,其实表现了他拥有强烈向上欲望性格的另一面。/医生批语)

8. 震颤恐惧和社交恐惧

B氏(三十九岁男性,邮局局长)

病例 大约两年前,召集部下训话时因身体哆嗦而觉得很难为情。从此后一到人前就发抖。在办公室与人谈话时必须抓住安乐椅不可。

我给他就诊时,感到他由于身体震颤竟然连椅子都在摇动。住院初期的茶会上,只见他牢牢抓住门柱,不停地磋磨双手,眼神不敢正视他人。但是,这样的表现要全部停止,任其身体哆嗦绝不逃避并始终贯彻到行动中,于是渐渐得到了好转。

出院时,虽然对病的感觉还有,但明显的抖索没有了。曾经因为抖得厉害被诊断为脊髓病。但这和器质性的病不同,当一个人独处的时候是不哆嗦的。

出院时的感想记录

趁着出院之际,记下六十二天在医生热忱指导下的斗病体验,为医生提供治疗神经症的资料而做贡献感到无比荣幸。

自己强烈地意识到症状,是在前年的九月中旬。在人前一紧张就颤抖发作,逐步发展成为社交恐惧,这时家属也知道了这情况。

我有许多部下,却因为颤抖发作的预期恐惧,不能参加正式的集会或拜访活动。可谓彻底地绝望了,还是考虑了各种各样的治疗,但遭遇了许多困惑和迷茫。

去温泉疗养,在安静的环境里感到心旷神怡,可回到家又是老样子。去某市的专科医院,给了个不治之症的病名"多发性硬化症",其后接受了某种疗法、针灸疗法等,但我也确信是精神性因素造成的。

自己找来了书,仿照静坐法、静心法等,依然无效而终。终于来到东京,问诊了某家医院,住了三星期院,不但没觉得好转,反而感到恶化了。无奈下回家后继续在焦躁中打发着日子。

由于担心会不会发疯啊,又去市立医院的精神科就诊,就在这时我看到了医生写的"神经质和神经衰弱",马上拿来细细研读,并向医生发出了请教的信,医生回信道"大刀挥处是地狱,一脚迈出是极乐",并嘱咐我可以住院。

但是我还下不了马上住院的决心。又去了实施灵法的僧侣高田处,每天来回花了三个月时间,仍旧无效。

最终在去年十一月,来到东京住进高良兴生院,七天的卧床期中,不安越来越厉害,这样做能治得好吗? 记得曾有好几次跟医生顶了嘴。终于渐渐地平静下来,对慈爱的医生产生了信赖,发誓要信任医生的力量。

第七天起床。其他的病人有什么不舒服我不知道,但我认为只有自己因难以启齿的病而烦恼着。和大家一起吃早饭,一个劲地在考虑自己的症状,早饭怎么吃的都不知道。

由于预期恐惧,总是胆战心惊的,吃饭和喝茶的时候又剧烈地发作了,茶碗声啦、筷子和咳嗽声弄得我心惊肉跳的。但对作业劳动倒是比较积极,对先辈的批评尽管心里生气,马上明白是自己不对也就不怎么在意,依然协调地做好工作。无论担任室外的挖土坑、除草、搬小石等各种工作,以及他人不注意的事或者人家不愿干的事都热心去干。现在想来,这就是战胜疾病的重要途径。

背脊骨、腰椎等处的痛很剧烈,不过渐渐地淡薄起来。现在觉得似乎有点快感的疼痛还能感到一些。室外作业和N君共同合作相互勉励。

晚上的刺绣尝到了最初的体验,越发有兴趣起来,品味着完成作品的喜悦。不安在不断消失,病感虽然还有,但随着时间的推移慢慢在减轻。

在把不安作为接受不安的过程中,光阴流逝着,到了快过年时,明显感到哆嗦发作已减少。我感激得热泪盈眶。我受错误的僵化观点束缚,如果只靠自己的话什么也干不成,借助了治疗神经症丰富经验的医生的力量,我才知道自身生命力的强大。因为这个病,我相信正是神灵赐给我的考验。我必须把高良兴生院的生活作为今后人生的指南(以下略)。

(本例通过这次住院显著好转,一年后又住院,完全治愈至今十几年没再发,健康地生活着。/医生批语)

9. 交通工具恐惧

F氏(四十三岁男性,公司干部)

症状 焦虑神经症,心脏神经症。

病例 1936 年,因阑尾炎住院,接受手术麻醉时,施用了鸦片碱①,因听医生说这对心脏不利,故耿耿于怀。外科住院第三十天左右,产生了激烈的心动过速。其后有过多次轻微的发作。这次手术前增做过疝气手术,这一年有两次可怕的心动过速发生。然后隔三岔五有轻度或中度的发作,渐渐由于不安变得外出都困难了。

最近两年间,除了出租车以外其他的交通工具都不能乘了。因为乘出租车的话,一旦发作直接能够送其到医院。

现在发作时除了心动过速外,还伴随着如病人在日记里所写的种种症状。往返上班只好乘出租车,工作会谈中也常常发作。医生诊断为神经症,接受了各种药物疗法但效果全无。发病六年后,在高良兴生院接受森田疗法治疗。

住院日记录

➤ 卧床第一天

观念浮想联翩,没完没了。正如医生所言像穷思竭虑般的状态。怎样能不想呢? 半夜里都感到前额生痛。这是刚开始的情况。

———————————

① 当时作为镇静剂的一种。——译者注

➢ 卧床第五天

因枯燥而百无聊赖。两点钟,耳朵里传来吃茶点的病友们的大声笑谈声,有的说"忍受住一星期的卧床是痊愈的关键",听到这如同天降的福音,感到很是紧张。

➢ 卧床第六天

医生说:"明天开始起床了",内心有些许的不安,挨过了一整天,晚饭后突然被嘱咐去洗澡。

最初的考验来临了,自己家的澡堂一个人都不敢去洗,何况是在其他地方更是大忌讳了。但要直面应该做的事情,不许逃避,我下决心跨进了浴室(接受了痛苦,用一种横下一条心的决心。/医生评语)。

弥漫着蒸汽的氛围,差一点我的决心要被瓦解,伴随着不安进入了浴槽,迅速来到冲洗处,敏捷地洗了起来。什么事都没发生。继续浸泡,还是什么事都没发生,这次我彻底、仔细地擦洗了全身,平静地离开了浴室。

平时我入浴后总是惊慌不安,人们享受浴后的舒畅,而我忧虑浴后的心脏和血压,该是何等的悲惨啊。

然而今天怎么啦,不是正视这个不安了么。结果只是脉搏稍微快了点,这是每个人都有的自然现象(正是把人人都有的自然现象当做只有自己才有的特别情况来认为,由此产生了恐怖感。/医生评语)。

➢ 起床后第五天

医生评语说"正受不受"[①],虽说理解起来有点难,但根据平时医生的训示来看,可以解释为:正确地接受事实的话,就会变得没有忧虑。通过现在自身或多或少的体验,验证了这一点。如果没有在医

---

① 中文的解释就是"正当的接受就是如同没接受,没感受。"——译者注

生身边参悟的机会,我可能永生也得不到拯救,想到此简直不寒而栗
(中略)。

观察了喜马拉雅山杉被剪掉枝条的根,很遗憾,为了后面来的人
挂上了"禁止修剪"的牌子(注意到这些问题,并马上采取适当措施,
这是巨大的进步。在处理外部事物的过程中发挥了神经症者细心的
优点,这就是长处。/医生评语)。

➢ 起床第八天

洗澡后感到很舒服,体重 58.2 公斤,增加了 1.8 公斤。今天产
生了下面的问题,能得到医生的教诲感到非常荣幸。直到现在,我的
神经症都是心动过速开始发作,其他如下所叙,全是阵发性的。如手
足冰冷,头部燥热感,颈、肩、背部的发硬发酸,头昏目眩,手脚、眼皮
的震颤,上肢、脚跟的无力等。

于是,我想请教医生,上述症状渐渐消除的同时,血管神经症也
在好转中,从而血压也变得平稳了,是吗?(症状全由精神不安引起,
从而造成自律神经的异常,精神安定了自律神经自然也正常了。/医
生评语)。

关于上面这些症状,我原以为是由于血管运动神经症所造成的
血压变动引起的,却在得到医生诊疗后三个月,心动过速不用说是改
善了,其他各症状虽有过轻微的发作,但在进行工作的过程中也逐步
消失了。真是难得,我已感到处于良好的状态之中了。

➢ 起床第十五天

(前略)为了去割兔子草,登上了附近的斜坡,眼前是广阔的原
野。隔着山谷的德川邸茂密的森林,在晚霞映照下,分外美丽,内心
被眼前壮观的景色所陶醉。不可思议的是,一个强烈的愿望从心底
涌出,我要投身社会参加劳动的冲动溢满全身。回到医院后,如脱胎
换骨似的,仿佛青春的豪情在胸中激荡(一次转变,充满希望的日子

就是好日子,无所事事不会产生希望。/医生评语)。

➤ **起床第二十二天**

(前略)去新宿买东西,在地铁站前乘上了公交车,这样的事是两年来第一次。乘车前还有些不安,就这样去乘了倒反而平静了,为什么以前这种平静的心境没有呢?现在如同乘着其他的交通工具般的感觉。奥林匹克,不二冰淇淋,二幸,纪伊国屋书店等,我一家一家地穿行着买东西,正值国定假日,新宿的繁华街头人头攒动,熙熙攘攘,而我倘徉其中始终心情平静(如果家属在一起的话,大家一定更开心吧。/医生评语)。我像旅游者一样边漫步边欣赏着街景。

今天如果换成一个月前的话会怎么样呢,外出不论远近一律使用麻烦的出租车,买东西一概在一家店解决,能悠闲地欣赏商店的橱窗是做梦也想不到的。

这样想来,今天的变化有多么大啊。在回来的车上不由得热泪盈眶(中略)。

喝茶时医生告诫我,"出院后,好的时候也好,不好的时候也好,都要保持医院时学会的生活态度。"

➤ **起床第二十四天(十一月二十五日)**

出院。连续三十天的日记也宣告结束。

日记后记,住院三十天来,对既严格又不吝倾注满腔热情的医生,感激之情难以言表。

六年来,片刻也没摆脱开神经症的折磨,一半人生就这样被葬送了吗?我就在这样的悲叹声中度日。偶然中读到了高良医生的著作,并知道了医生工作的医院。卧床六天,24日起床,治疗方针完全深入了我的内心,对不安和苦痛我始终坚持精神上的服从。

就这样,住院后症状一次也没有发作,这么短的时间内能得到这么宝贵的体验,恢复了健康。明天起,实际生活等待着我。决心不辜负医生的期望,用听天由命豁出去的决心实践下去。

10. 体重由 38.5 公斤骤升到 56 公斤

F 氏(二十五岁男性,铁路员工)

症状 肠胃神经症。

病例 初中时期热衷于柔道,常常空腹时暴食,结果患了胃扩张。继而又出现贫血,消瘦,经常便秘,必须要灌肠才行。

那时我参加了天理教,停止服药,每天去教会活动。但是胃肠症状依然恶化,便秘之后发展为剧烈的腹泻,七年来一直处于这种状态。其后我遵照某某疗法,废除了早饭,喝营养剂,经常觉得胃部发胀,常打饱嗝。因为痛苦,常把吃过的食物再吐出来咀嚼,反刍一般。开始用手指去抠,后来随意地吐出来了。

睡眠也不好,工作不能随心所愿地去做。处于晚上八点就寝,早上八点半左右起床的状态。身体畏寒,晚上要放几个"汤婆子"①才能睡着。

他在入院前的日记里写着:"我身高 1.62 米,体重 40 公斤。读了医生的著作打算马上住院,但想到病例中像类似我这种羸弱体质的情况没有一例记载,感到非常沮丧,似乎在告诉我,像我这种人住院也是没用的。"

本例住院时,体重只有 38.5 公斤,通过 52 天的住院,体重增加到 48 公斤。增加了 9.5 公斤,出院后继续增加,据他三月三十一日的来信说已到了 56 公斤。

---

① 一种取暖用品。——编者注

住院日记录

➤ 住院第一天(十二月二十一日)

医生关照我,绝对不要去反刍;每天应该分别吃三餐;手脚凉也不要采取什么手段;晚上能睡就睡,没必要睡许多时间,照样去做肯定能痊愈。

自己决心住院时也已经相信能治愈,现在听了医生的嘱咐更增强了我的信心。

➤ 第二天

依照医生的话,早中晚三餐吃饱,住院前连工作时都只是每日两餐,况且每餐只吃一两碗的我,现在反刍没有了,饱嗝也不打了(打饱嗝是自己的习惯造成的,如同知道肚子饱了的量器一样。/医生评语)。三餐都吃得饱饱的,饭后的不舒服也无从感受了。

➤ 第三天

胃太疲劳,或许消化功能终止了,昨夜开始到今天早上胃酸一个劲地冒。中午起又拉肚子,粪便同小便一样稀薄。尽管痛苦,饭还是照吃,反刍也没有。拉了六回肚子,在痛苦中睡着了。

➤ 第七天

今天也吃得饱饱的,能吃两三碗了。吃的时候倒没什么,后来胃又出现反刍,感到不舒服。满肚子难过得受不了。半夜里肚子胀气,我担心明天又要拉肚子了。到了早上,下腹部有点刺痛,稍微有点腹泻,情绪一下子好转起来。

➤ 起床第一天

和大家一起吃早饭。想到能和大家一起做喜欢的作业劳动,觉得开心无比。墨汁盒坏了,我用梧桐树木片做了一个。

洗澡时量了一下体重,43.1公斤,住院时38.6公斤,增加了4.5公斤。

➢ 起床第六天

(前略)到了下午三点还是肚子不舒服,蹲不下来,并且感到胃酸往上冒,但我一直忍受着痛苦。

又要参加劈柴劳动,因我感到肌肉相当酸痛,就安排在室内糊纸袋。晚饭时觉得肚子饿了。这时,我深切感受到"我的肚子是地道的神经症。"

恐惧症未痊愈,劳动不及格也难免。不过难得的是,我对吃年糕已有信心。我已相信"不管吃什么东西,相隔一段时间后都会肚子饿。"但似乎还未完全具备治病的决心。

晚上聆听了医生许多教诲,医生的话确实意味深长。比如他绘声绘色地打比方"有个喝酒的老爸,他理应懂得喝酒,但不应该将醉态宣示给儿子看。"

如果任其自然,痛苦就不会长期持续。高良医生说的话和希尔提①的话很相似,医生的话优雅上品,每句话里都蕴含着哲理。

还有,如"充分理解了人的虚荣心,明白了自己也是虚荣的。如果知道他人的虚荣是虚荣的话,那对自己的虚荣也就听之任之了。""神经症痊愈后,对他人的神经症会抱有理解和同情,会帮助他人进行治疗。"等等话语。

➢ 起床第二十一日(即住院第二十九日)

(前略)曾经那样不能吃东西的我,现在和普通人一样能吃两碗了,仅此我就感到十分满足。以前一旦拉肚子立刻就禁食,接下来害

---

① 瑞士哲学家,伦理学家。1833—1909。——译者注

怕得不要说吃一碗饭了,连吃碗藕粉羹都在担心。

医生告诉我"总而言之,饮食恐惧就让它恐惧,带着恐惧照样去吃,这样就会习惯。明白这个就行。拉肚子也照样去吃,因为这是神经症,所以没关系的。"

内心也决心一搏了,领悟到逃避的道路是没有的,医生的告诫在胸中回荡(以下略)。

➤ 起床第三十三日(即住院第四十一日)

(前略)整天劳动作业,光阴如箭。住院已经四十一天了。测量体重 46.1 公斤,比住院当时重了近 7.6 公斤。

➤ 起床第四十三日

上午和医生一起去了慈惠医大(受医生委托),我在学生面前谈了自己的变化。测试体重,住院五十天重了 9.6 公斤。

➤ 即将出院

接受了医生的神经症诊断,既然住院我就把生死交给了医生。日夜痛苦处于无人知晓的症状里,用尽了所有手段却不得治愈的我,对自己的疾病的确是个门外汉。

十几年来一直挣扎于症状中的我,想出过各种对付症状的办法,并且当时认为自己的做法是绝对的真理。至少我曾经认为我的症状无论父母也好,医生也好,以及其他的人都是不能理解的,且万念俱灰过。

但是,随着自己的一套对症治疗下,却越来越变得进退维谷起来。正在内心对究竟有没有恢复健康的方法而煞费苦心之时,偶尔读到了《神经质和神经衰弱》这本书,感到其介绍的例子和自己的症状非常的相似,认识到"这才是拯救自己的真正道路"。

拜访了医生,被诊断为胃肠神经症,立刻开始了彻底的、顺其自然的生活。彻底的顺其自然生活,肉体上的痛苦是相当够受的。每当这时,医生的教导支撑着我的心,启发着我"原来如此,这点上和医生所说是一样的。"然后心中涌出的喜悦,常常减弱了肉体的痛苦。

住院时的 38.6 公斤体重,五十天增加至 48 公斤,快要增加了 10 公斤。世上和我一样的,为神经症而苦恼的人该有多少啊!向这些人宣传森田疗法,一起能共享幸福的生活,我想这是我们的任务(住院五十二天)。

➤ 出院后的通信

(前略)每天健康地工作着。下星期六打算去东京,星期一下午三时请允许我前来打扰你们,我期待着和医生的见面。

今天晚饭后一测体重,56 公斤了。去洗澡遇到熟人,总是成为他们说笑的对象"某君啊!真是奇迹啊。有名的排骨看不见啦。我们瘦的话也要请那家医院帮个忙啦",无论我来到哪里都会把这拿我说事(中略)。

从前集训时,早饭不吃,中饭吃一碗,晚饭吃两碗左右,况且是提心吊胆地边吃边反刍。而现在一口气就是五碗,吃完了看着服务员大嫂的脸,笑嘻嘻地说一声"太好吃啦!"后,不太体面地离开。

听说在政府机关有给神经症者颁布勤奋工作不知疲倦的奖励制度,那我将当之无愧。

11. 领悟人生的阳光大道

Y 氏(二十八岁男性,教师)

症状 社交恐惧,肠胃神经症,写字手发抖。

➤ 出院时的感想

住院以来五十六天。现在我静静地回顾住院前后，往事历历如云彩般涌来，浮想联翩。我现在还没有静下心来能把这一切好好归纳，用笔系统地总结出来。只把随意想到的说个一二。

我的主要症状是，社交恐惧和胃肠神经症。其他还有写字手发抖，记忆力减退，失眠，头脑昏沉感等神经症症状。

住院前，我具有神经症者的特征：经常睡眠不足，身体倦怠，营养充分却依然消瘦。对工作不感兴趣，在意生活中的琐事小节，在闷闷不乐中过着日子。

我把若山牧水（和歌诗人，1885—1928）的歌词"离开了众人我一人难以独行，我的悲戚谁能知。"任意地套用在自己身上，在孤独的视野里读着与众不同的书籍，一个劲地把自己塑造成古怪的人。其间，不规则的生活弄伤了肠胃，也许这引起了胃肠神经症，成为慢性的腹泻，一直不好转。服用各种药物都不见效，并恶化成各种其他症状。

另外，社交恐惧症状给我的教师工作带来了很大的妨碍，感到活着格外痛苦。各种症状的交替折磨，使我身心交瘁。我固执地认为身体恶化是由于工作太累造成的，一味地想工作轻松点身体就不会再疲劳了。还觉得睡眠充分了，就能恢复健康。不但延长睡眠时间，甚至打扫房屋，折叠被子统统都不干。结果却越来越没有精神，工作越来越没劲，情绪越来越低落，到了自己也不知道该怎么办的地步了。

后来，我还是采取了各种各样的对付"社交恐惧症"的疗法。小学毕业时我就已开始存在社交恐惧烦恼，现在回想起来全是不吉利的回忆，比如，由于故意让成绩下降，有意识地把自己置于不引人注目的地方，身体不舒服的时候，甚至于旷课，明明懂的事却装做不知道等等，满脑子全是不愉快的回忆。

我甚至认为，只要没有社交恐惧现象，即使被他人看做傻瓜，当做呆子也无所谓。十年左右前，我信仰左倾思想并为之四处奔走，明白是非后,为了逃避生活来到现在的居住地北海道,现在用客观的眼光来看,无非也是社交恐惧症状作祟占了一大半原因。

太痛苦于社交恐惧,倒很羡慕那些自甘堕落的人,尝试在酒中麻醉,在烟中消沉的生活方式。但最终理性上还是鄙视这种生活,戒了酒和烟,企图拯救趋于毁灭的自己。后来出于对马克思主义时代狂热之憧憬,时而研究极端右倾团体的思想,以期追求自己内心的共鸣。

我想有迷信信仰也好,有了信仰就有心灵追求。可是我的非宗教性性格却因无论如何最终都难以融合而归于失败,对任何事都产生不了热情,胡乱地持续着抹杀身心的生活。

回顾我进行过的这些思想研究也好,寻道问法也好,其本身都不是目的,只不过是为了蒙混对社交恐惧现象而采取的权宜之计而已。自己也没得到过什么离奇的感觉。正当我明白怎样坚强也无法克服社交恐惧的时候,得到了高良医生著作的引导,今年一月中旬,我来到东京住进了医院。

当我听到"这种治疗不是消除社交恐惧,而是去除社交恐惧引起的内心纠葛"时,顿时感到光明来临的感觉。

住院的日子里既有苦闷也有开心,但在医生始终不渝的教导下和同伴们的勉励下,我度过了从未经受过的两个月愉快的疗养日子。

谈一下治疗情况,第一,肠胃奇迹般地恢复了功能,接着克服了失眠,白天再也不无所事事躺在床上了。原以为身体懒惰不能从事的工作现在也能连续去做了。对还残留的社交恐惧,也认识到了它的问题,懂得了社交恐惧存在的合理性,倒不如说社交恐惧是自己生命的一部分,决心与它终身相伴下去。似乎已领悟了"只是不要拘泥于这些,接连不断地去做应该做的事。"这句话的意义所在。

至于书写颤抖等症状治愈还是没治愈我一概不去在意了。面临离开高良兴生院之际,我并非想单单把社交恐惧或肠胃神经症的治愈作为感想的总结,我觉得最重要的是我这里学到了生存的技巧,这里启蒙了我生存的智慧。矫正人生方向,更好地迈步人生的努力是所有神经症治疗的根本之道,这一点在这里通过体验告诉了我。不断努力下去的道路无限地展现在我面前。并且体会到我已拥有了能够坚持工作的身体,的确这才是预料之外的收获吧。

我虽然追悔白白葬送了半辈子,但为了让后半辈子能最大限度地活好,我发誓以兴生院的生活为人生起点坚持努力下去(以下略)。

12. 难与外界融洽的自身

K 氏(三十一岁男性,公司职员)

症状 身体不安,头晕,丧失现实感。

终于可以高奏凯歌了。苦恼和烦闷不断纠缠的四年生活,在这里为之改变,并充满了希望和活力。如何来形容我对医生的感恩之情呢。

四年前的十一月,感到头晕,我认为这是身体虚弱引起的。从此就异常注意身体的健康,努力不让头晕发生。可是这样一来反而头晕得更加严重,又发生了心动过速,继而失眠,脑子昏沉,身体摇摆感,肩手部的麻痹感,以及身体和周围环境的不融洽感等接踵而至,对任何事都感受不到实际感(自己和周围人不融洽呀,感受不到实感呀等,精神科用语称为人格解体症状/著者注)。

于是请了假,尝试温泉疗法,想不到症状更加恶化,无法再重新工作。其后我四处收集医药书,辗转就医十三家。进行过各种各样的治疗,服药打针不计其数,什么按摩疗法啦,散步疗法啦,山林逍遥疗法,某某信仰疗法,兴趣沉浸疗法,以及借助电影音乐的情感转移疗法,绝对安静疗法等,所有这些疗法每个都轮流使用了三个月左右,不但无效,症状却越来越恶化,终于看书也兴趣索然,吃饭也是机械地应付。整天只顾着自己，与朋友亲戚渐渐疏远，根本无暇顾及人之常情。感到什么都不能融洽，似乎隔着一层屏障似的，连自己是不是真的自己都感觉不清。总好像被一种的空虚的感觉纠缠住了。

突然冒出这样会不会得精神病啊的恐惧来，我去看了专科医生，但他付之一笑，不置可否。我明白了看医生无用，自我疗法也不起作用。既然这样只好进行生活技能训练，尽量使生活规律化，并引入劳动的内容。这样一来虽然没大的好转，却也没什么恶化，各种症状倒有所减轻。但不融洽的异常感觉还是相当严重，为此而十分苦恼。

偶尔的机会，有个朋友介绍给我高良医生的著作，我感到除了高良医生外已没有人可以托付了，就上东京住了院。

六天卧床，起床后二十天左右里我拼命地劳动。走投无路的我，除了要么治好，要么倒下已别无选择。二十天后有了些轻快的感觉，却又产生了许多的疑问，烦恼到了极限。但我带着期待，绝对服从医生的指导，等待着疑问自然地解决。五十天左右开始，各种症状逐步好转，我懂得了神经症的本质，内心充满了希望。疑问还是接连不断出现，但我任其出现并照样坚持工作。终于坚持到了今天。啊，等这一天我等了四年，我领悟到了迷茫中的是与非。

只有努力，疾病就在其中得到了克服。

现在我等待着再生，我站在出发的门口，内心充满着希望。朋友们，让我们听从医生的教导，以期做得最好。"努力即是被拯救。"（歌德①）

---

① 德国诗人，小说家（1749—1832）。——译者注

第二章 | Chapter 2

神经症为何物？

1. 森田疗法的适应证

首先神经症究竟是什么一种病？囿于篇幅不可能十分详细地叙述，概括地说来如下：

虽说是神经症，其内容包含着十分复杂和多样的病状，如今把它归入"神经症学"这样一个很大的范畴。粗略地说来，所谓的神经症就是指：由于心理作用引起的精神上，肉体上，或者两者都包含的功能上的障碍并固定化的一种状态。我介绍森田疗法之前，对神经症做一个这样简单的定义。

森田疗法，限定于这类神经症中，适应相当于称为"神经质症"的一类患者。而且作为对这些症状最有效的疗法，森田正马本人冠之为"针对神经症的特殊疗法"。

但是，森田的这个称为"神经质"的用语，并非指一种疾病状态，而一般容易作为表示"性格，气质"的用语来理解。所以下田光造（1885—1978，九州大学精神科教授，后任鸟取大学校长）把这称为"疑病气质"，有学者称之为"森田神经质"，而我则以"神经质症"为

44

用语。

神经质症是神经症的一种，具有前面所述的"神经症"的共有特征，而其中只有"神经质症"才拥有的特征又是什么呢？我认为大致如下：

（1）神经质症患者，本人对克服症状，回归正常生活具有强烈的欲望。这些患者有想把自己身上的弱点或者自以为病态的方面千方百计去除以求恢复正常的愿望。因此他们主动积极地接受治疗，或者会尝试各种各样的修养方法。这点和狭义上的精神病者以及异常性格者不同。不过，尽管具有神经质症状但意志薄弱者，因为缺乏治疗意愿而仍然难以治疗。

（2）神经质症患者对自己的症状具有反省和批判能力。这条和前条（1）有密切的关系，一般神经质症患者都有强烈的内省倾向，所以常常仔细检点自己的身心状态。并且倾向于自我防卫，用不安的眼光来审视自己，甚至把谁都存在的普遍现象感受为病态。可以说他们疾病意识特别强烈。

（3）神经质症的发病起因，具有正常心理学能充分理解的性质，期间看不到难以理解的心理飞跃。

这点下面通过详细的说明我们会明白，神经质症的症状是正常人在某个场合都会经历的事却被他们拘泥住而成为症状，追溯心理变化过程，正常人都会有种"哦，原来如此"般的可以理解的性质。举例说，有个学生被老师点名回答问题，因为紧张一下子脸红了，由此被同学嘲笑，从而就开始了红脸恐惧。回顾这样的发病经过，具有正常人都能理解的症状性质。而相对于精神分裂症患者的幻觉妄想等，超越出了健康正常人的理解范围，正常人会感到其症状的离奇。

（4）神经质症所具有的内在适应不安（疑病性基调），遭遇某个动因体验而诱发，通过精神交互作用，自我暗示，精神拮抗（抵抗），思想矛盾或者防御单纯化（后再叙述）等一系列的心理作用而发展固定成为心因性的疾病。这方面在后面的神经质症病因论里再做详解，这里省略。

（5）神经质症的症状带有许多主观虚构性，这方面也在后面再详述。患者叙述的症状带有很多主观渲染的色彩，常显示出与客观事实不同的地方。

（6）神经质症患者虽有非社会倾向，但没有积极的反社会性表现。神经质症患者因为囿于各种症状，其活动受到了限制，程度严重者落伍于一般的社会人群，但充其量也只能说是有非社会倾向。比如说因为社交恐惧就躲避与人接触；因为心脏神经症而不能随意外出等，呈现出显著的非功能性现象。但这类患者中也没有出现积极的犯罪者，这点上看出他们的素质中不具备反社会的因素。只是有时欲望不满足要发泄，对家人有某种程度的反抗行为，那也不过是"家中称王"而已。

（7）神经质症患者身上不显示出本质性的智能障碍和情感迟钝。神经质症者由于症状不能称心如意的学习，有时学习成绩不好；因为注意力不集中，考试考得不好等，这都是表面的现象，是症状的干扰妨碍了原本智能的发挥。这点可从治愈后学业成绩大大提高的事例上得到佐证。另外，他们和器质性的脑损伤、精神分裂症不同，没有本质性的情感迟钝现象。只是他们只在意自己的症状，大部分人对外界事物不太关心。

从上面七项来分析神经质症的性格，可以看到所谓神经质症和其他各种各样精神障碍的不同，患者具有极其良好的素质。我们了解到在很多方面其人格都在于正常范围内。只是由于症状作祟，人格扭曲地趋向内向，其行动能力受到限制而已。

通过正确的治疗，他们从症状中摆脱的话，原本良好的素质会得到充分的发挥，证明了他们是社会的有为人才。而且这类事迹屡次让我们治疗者吃惊，又让我们高兴，这是最宝贵的事实。

2. 何谓健康的心灵

没有障碍的健康精神，是指什么样的状态？这还没有一个清楚的衡量标准，只能设立一个常识性的价值评判标准。我认为大致如下：

(1) 能连续地从事建设性的工作。这需要具备种种精神方面的条件。

(2) 能客观地看待事物，能做出符合客观事实的判断。对客观事物的乐观或者悲观的看法，若其程度偏颇的话，会妨碍对客观事物采取适当的行动。

(3) 对他人具有爱心，能以他人的幸福为喜悦，以他人的不幸而悲伤。

(4) 具有自制力和反省心。

(5) 对自己的行为负有责任（贯穿着诚实）。

(6) 有精神上的弹性，性格上具有灵活通融性。

(7) 懂得幽默，富有生活情趣。

我认为具有以上特征人格的人，只要是在健全的社会的话，任何时代都能适应环境，为社会做出贡献并自我得到发展。

前面各项里已详细叙说的不再赘言，我只关于"要对自己的行为负责"这句话补充一下。我们人类是基于组成集团从事社会生活的特性而发展的，所以相互间的依存性很高，是以个体单独不能生存的形态而组合的。人总是在与他人的联系中生活着，自己给他人以影响，他人也经常施影响予自己。因此人类"自己是自己，但又不是光有自己的自己。"基于此，随心所欲的生活是不被允许的，对他人应负有责任是精神健康的核心要求。没有这点人类社会就无法存在。

某个信念很强烈的人，你可以说他是个精神健康的人。但光凭信念强并非符合健康的尺度。偏执的精神病气质患者中有信念非常强的人,那种硬干的坚强信念,往往是反社会或非社会性质的。正义感强是好事,但不顾及周围情况一味地发挥正义,也许只会给人们带来麻烦。我把"精神上有弹性,性格上具有灵活通融性"作为精神健康的属性,理由就在于此。还有,总是认为只有自己正确,一有什么事情发生总把责任归咎于他人,也不能说这种人是精神健康的人。"具有自制力和反省心"也是非常重要的。一条道走到黑的离奇的新宗教者以及热衷于极端卫生法宣传等的人,也不是健康之人。他们不能"客观地看待事物,做出符合客观事实的判断"。

相反地,那些不具有合理的信念,从而缺乏自信,遇事彷徨没有主见,游戏人生坐失良机,不能发挥自己能力的人也属于精神不健全的人。这类人积极反社会给社会带来危害的很少,但犹如"拿着金碗讨饭吃",拥有的十分力量只使出了五六分,神经质又内向的人如不进行适当的锻炼提高自身素质的话,很容易陷入这种倾向之中。

另外,有人以为世界上精神健康的人是没有痛苦或烦恼的,其实这是一个巨大的误区。倒是白痴,或是情感迟钝的精神分裂症患者,他们既无痛苦也无烦恼地像植物一样生存着。这些人不但没有痛苦也没有好奇心,对任何事情都缺乏兴趣。这正表明了他们精神上的重大缺陷。健康的精神时常流露出向上发展的欲望,发展的路途上自然会碰到各种各样的障碍和困难,所以当然伴有痛苦和烦恼。并且丰富的人格必然带有喜怒哀乐的多种色彩,这是极其自然的事。

只是精神健康的人不会屈服于痛苦不安和烦恼,倒不如说他们受到刺激和激励后会更加的努力向上。因为担心落榜就更勤奋的学习;担心生病就平时多注意卫生;怕落伍于社会就更加的振作精神去奋斗。

而偏执型的具有精神病气质的英雄或天才,凭着其才能也会对社会做出贡献,但他们与普通的一般健康人的精神面貌有所不同。他们的巨大成就应该得到高度评价,不过如果你和他们长期共同生活的话，将是十分痛苦的。比如织田信长[①]，他在军事、政治、经济等领域显示出非凡才能，但他性格的残忍和粗暴乖戾，致使许多的功臣遭到流放。罗梭[②]作为新思想家而享誉世界，并倡导理想教育，给世界带来了重大影响。然而他一生流浪，把自己的孩子全部寄养在孤儿院里。能量守恒定律的发明者赫尔姆霍茨[③]，他的发明当然是伟大的，但生活上却是一个十足的怪人，并常常病态性地发作，最终自杀了。正像英国评论家历史学家卡拉路[④]的妻子所感叹的"不要做天才的妻子"，这些例子确实屡见不鲜。我们在景仰英雄和天才伟业的时候不要光被他们的光环所眩惑，尽管可以承认他们辉煌的一面，但也必须正视他们人格的缺陷，不这样的话，把病态的异常当成正常，就会产生既不是天才也不是英雄的千奇百怪的效仿者。

可是，神经质症者内却有许多人确信自己精神上不够健全是有问题的人。我们每个人并非生来理想或完美的。从我们人类理想的形象上，或者自己对自身的要求上，愿望中所要求的水平上来衡量，有各种各样的缺陷和弱点。但神经质症者却把这些问题过分扩大化，由于感到自己卑劣的烦恼而低估了自己，尽管本来没什么病，结果却经常陷入了不健康的适应困难状态中。不过需要指出的是，这样的不健全状态，通过磨炼是可以变得健全的。森田疗法已明白无疑地揭示并证明了这个事实。

过高地估价自己，或者缺乏自我反省心的人，因为缺乏自我磨炼的意愿，要健全是很困难的。然而反省心强烈的神经质症的病态状况，依靠其正确的思想觉悟和实践，会锤炼成为一个健全的、有所作为的人。这是因为它们具有强烈的改造自身的愿望，可以说原本他们就不是什么病态素质。

---

① 日本战国安土时代的著名武将，1534—1582。——译者注
② 法国著名启蒙思想家，作家，1712—1778。——译者注
③ 德国物理学家、生物学家，1814—1878。——译者注
④ ThomasCarlyle，1795—1881。——译者注

3. 神经质症者的性格

表现出神经质症状的人的性格有哪些特征呢？让我们一起分析一下吧。一般情况下是这样表现的，但不能一概确定就是这样一种性格。平时很开朗爽快的不太钻牛角尖的人，突然某个机遇对一件事会抱有不安感并耿耿于怀，难以释怀。一般而言，容易引起神经质症状的人，内向型性格倾向的人居多。所谓内向型性格，是带有对外界事物采取积极行动的倾向不如内心自我反省的倾向。

比如说，受到他人的表扬自己感到难为情，就会考虑自己值得表扬吗，会不会人家是在给自己戴高帽子等，这就是内向型性格。更有甚者，这时还会顾虑自己的表情如何，担心脸上会不会绯红等等。过独木桥时，只凝视前方目的地的人是外向性，而老是留意脚下的是内向性的。登山的场合，憧憬壮美的风景而踊跃攀登的是外向型性格，而一味考虑自己身体是否吃得消，忧心忡忡的是内向型的人。

我们生活中，依靠着内外向的调节来维持对外界事物的适应，并保持着自身的发展。就像我们的肌肉分牵引肌和屈肌一样，有了这两者的调节身体才能有效地行动。光有外向性，容易流露于不看场合的散漫和轻率，常常不自量力而招致失败。另外，因为太自作主张自以为是而难与他人和睦相处的例子也不少。特别在人格形成方面，没有内向的自我反省的话，则会留下性格缺陷。

能正视自己的弱点、缺点，是人格修养的第一步，如无这个条件，真正的宗教道德就失去了意义。内向性在这种意义上来说对我们人类具有重大意义。但过度、过分偏向于自我保护，则可能会成为形成神经症症状的温床。

内向性倾向即使是同一个人也是根据时间和场合而发生变化的，这点不管是谁都应该体验过。在热衷于工作时，对所从事的工作十分投入，或者和相当情投意合的好友谈笑风生时，以及工作顺利进行取得成果等场合，我们的心都容易趋向于外向。与此相反，当我们遭遇到什么不幸，或者碰到什么失败，再则生病啦等，还有普通员工在部长或重要领导面前，学生在不擅长的学科老师面前，都会比平时小心翼翼，常会产生自怜及自卑的情绪，这种体验也是谁都经受过的吧。因此根据情况而异，一般的人都会变得相当内向，具有演变为神经症状态的可能性。只不过平时内向型性格强烈的人比起不是这类性格的人来，更容易由于某些生活因素而诱发神经症而已。并且有了神经症症状所带来的痛苦，会进一步使性格更加内向，因整天拘泥于自身的事而使不安越发加重。

其实世界上有相当胆怯腼腆却不以此为然的人，这如同白痴不以自己的低能而痛苦；坏人不以自己的戕害社会而内疚；贫穷者不为穷困而感到辛苦是一样的。人正因为想让自己成为有道德、了不起的人才会对自身内在的反社会性而苦恼；想把工作做得出色才会对自己的愚笨不灵活而痛苦；想给孩子提供充分的教育，或想生老病死时有所保障，或希望生活过得富裕等等，当具有各种欲望时才会变得对贫穷的现状而耿耿于怀。正因为希望自己在他人前能以成功人士形象示人时，特别会在意是不是被会他人轻视而狐疑满腹；想健康就害怕生病，想长寿就害怕死亡等一样，就是因为有强烈的上进欲望，所以才对妨碍上进的障碍特别在意。

原来对生的欲望观念薄弱的人，他就安于消极的生活，不容易引起神经症般的心灵上的纠葛和苦恼。比如我们看到患红脸恐惧症的人数男的比女的多，这是什么原因呢？有红脸恐惧现象的人相当多，除了小孩子外，到了可以说没有红脸体验的人是没有的。但是只有红脸现象不能称作红脸恐惧的神经症症状。少女们往往一点小事就满脸绯红，但并非为此而痛苦，仅仅只是这个场合时的一过而逝现象。可是男子特别处于青春期场合的年轻人，就不同了。他们受到脸红就没有男子气概，脸红是女人腔没出息等思想的影响，对脸红特别地恐惧和戒备。于是陷入了与自然心理活动进行对抗的纠葛状态之中,从而因红脸恐惧症而痛苦不堪。

就是说,具有神经质症症状的人,不单单是因为性格内向羞怯,而是另一方面还具有向上发展的强烈愿望,好强不认输,对自己认为的缺点或弱点不能忍受,对理所当然的心理活动,谁都有的心理应激变化采取排斥对抗的态度,这样反而强化了对注意的意识,使苦恼越发扩大。所以神经质症者不能简单地以外向或内向性格来笼统概括。它具有复杂的性格构造,而且处于两者不协调的状态。

然而从智力程度上来看,神经质症者无论从哪方面来说,都具用理性和意识性强的素质特征,所以他们在学校的成绩中上者居多,即使是中等以下也是因为症状纠缠造成没法发挥能力的缘故,可以说他们中间没有原本智力低下的人。他们往往细心地分析评价自己的身心现象,容易对各种事情产生不满。这方面与癔症性反应的患者比较稍有不同。

比如说,发生电车事故的时候,某个乘客因受到撞击而引起运动神经麻痹,即因为吃惊而浑身瘫软,或因兴奋而四处乱奔,这如同动物置身危险境地时产生的错乱状态一样,或者说陷入了假死状态那类极原始的冲动反应。

神经质症性格的人遇到这种场合,当然会感到恐惧,但上述这类原始的反应不会发生。不过,他们事后会产生各种心理的纠葛和矛盾。以后再乘电车前会追溯当时的倒霉事件,担心起会不会再发生这种撞车事件啊等,逐渐心情不安起来。这样一来,外出旅游啦就变得兴趣索然,并且因为不安而躲避乘车,终于成为强迫神经观念症状,固执于乘车恐惧之中而不能自拔。这和癔症的原始反应不同,这里纠缠着理性的迷茫。

意识性可以说是神经质症者的一个特征,并且这是一种内向的意识性。性格坦率的人面对年长的人(上司、长辈等)时,即使拘谨也能接受这种心情并把该干的事干完。但神经质症的人,这时会清楚地感受到脸上的绑紧感和浑身的拘谨感,嘴唇发抖,脸上发烧。越是意识到这些,拘谨感就越强烈。读书时会一个一个地意识到出现的各种各样的杂念;走路时会注意到手脚的摆动动作。意识这东西是人所具有的优秀特质,可是过度内向性防卫自身却妨碍了行动和生活。

另外,感受性强烈也是和神经质症相联系的,一般来说,工作方面、鉴赏艺术和自然方面,敏锐的感觉是不可缺少的,但神经质症者的敏感是光集中于自己身上,因而就倍加痛苦。红脸恐惧的人,敏感于自己脸上是否发红;心脏神经症者对自己心脏的搏动十分在意;尿频症的人老敏感于尿道的感觉等等。这种对生活不起作用的感受性,一旦被其所左右,就对苦恼的产生推波助澜。

综上分析,神经质症者不是缺少反省心、上进心、智慧、意识性和感受性等素质,而是由于其方向上趋向偏颇,造成了性格整体的失调,因此只要通过适当的治疗训练以及本人的觉悟,其本来具备的正常素质会得到发扬,事实也已证明了他们能成为有用、有为的人才。

4. 性 格 会 变 化

生来的大耳朵、高鼻子、矮个子等身体特征,成人后一辈子固定下来几乎不会再变化。只是通过锻炼可以使筋骨变得结实一点,或者通过节食抑制一下过分的肥胖而已。不过幼小时营养的好坏会给身体带来些不同的影响,但体质依然受到遗传的制约。

而我们的性格不能否认遗传的制约作用,这个可以从同卵双胞胎研究上得到清楚的证明。但精神方面的东西和比较固定的肉体不同,它富有显著的可变性和流动性。气质或性格如果一辈子丝毫不变化,完全受遗传力量的支配的话,那么教育和修养的大半效果就失去了。所幸的是我们的人格不像顽石一样固定不变。

同卵双胞胎,因为两者似乎是完全由相同的遗传基因构成,肉体特征甚至连其父母都难以区分,智能和气质也非常相同,即使这样,但如果生长环境显著不同的话,其人格也会有很大差异,曾有一例学者的报告宣示,有同卵双胞胎两人,一个生长在正常的家庭里,他作为一个出色的牧师而生活着。而另一个却成为一个屡教不改的惯偷,原因就是他在酗酒成性放荡不羁的养父母身边恶劣的环境中长大。

原本,大部分人的性格是非常复杂的,从遗传因素来看,既有从父母,也有从祖父母外祖父母身上,以及父母双方的祖先身上,汇集了各种各样的遗传因子,各种各样的性格倾向植入到这个人身上,构成了相互作用下的一个整体人格。比如,拿破仑的激烈的权势欲,遗传来自有着相同性格倾向的父亲,读《少年维特的烦恼》①经不住流泪的多愁善感来自其母亲。他平时被激烈的权势欲所左右,温柔的情绪轻易不外露。当权势欲处于淡薄状态时,像和约瑟芬②离别时也曾流泪。人会根据年龄、境遇、或当时的状态、教育、修养等,有时某种倾向强烈地反映在表面上,有时又会侧重于另一种倾向。这表明了个人的人格是富于流动性的,不是固定不变的。

某种人格越复杂,即一个人的人格中间所包含的遗传倾向越杂、越多、越丰富,这个人一生中性格变化的可能性则越大。

德国精神医学家霍夫曼从遗传学角度详细剖析了构筑德意志世界强国的费里德里西大帝(F. derGrosse 1712—1786),研究了他一生中的各种变化状态。根据这个研究对费里德里西大帝性格的如此多样性让人不得不吃惊。

费里德里西大帝少年时代喜欢音乐、绘画、诗文、哲学等,连舞蹈也很擅长,甚至自己上台表演。据说很不讨要求严格的父亲的喜欢,指责他是"崇仰法国的浪荡公子"。大帝的这种性格倾向来自被称为

---

① 歌德著。——译者注
② 1763—1814,拿破仑一世皇后,1809 年离婚。——译者注

"哲学的女王"、大帝的祖母苏菲夏露的遗传。长大后，大帝开始倾向于现实和实际，社会义务意识加强了，为了普鲁士帝国的强大而做出了不屈不挠的努力，表现出了铁一般的意志力。这种性格倾向来自他的父亲威廉（1797—1888）一世。威廉一世可以说是一个不重视文化教养的一介武夫，完全的现实主义者，只是为普鲁士的强大而付出全力。但是，费里德里西大帝到了晚年渐渐地孤独起来，既冷酷又疑心重，对政治也失去兴趣，陷入一种封闭隐遁的自我世界状态中。这种性格状态又来自大帝母亲的遗传，据说她是个冷漠不守信的人。虽然像费里德里西大帝这种具有极其复杂性格的伟人不多，但是像我们一般人之中也有这种状况，种种性格倾向相互作用，共同助长彼此牵制，为了适应环境而变化。平时看上去很软弱的人，某种场合会做出坚毅不屈的行为来；相反平时很强势的人，碰到事情反而会消沉不果断；被认为忠厚的人，反而做出了人们想不到的坏事。这类矛盾行为的表现，只能说我们的性格中包含着许多对立的性格倾向的缘故。

我们无法排除遗传给我们的性格因子，但可以改变其相互的关系，做到助长某个方面而抑制另个方面。我们小时候，即使有反社会或非社会的念头，靠独自的力量也无法改变环境，可是随着慢慢长大，渐渐使社会性的一面发扬，并将其表面化，就抑制了反社会的一面。这些都是我们在生活的过程中自然体会习得的，并通过努力而学会掌握，形成了我们的生存智慧。

神经质者不满自己的胆怯谨慎，这其实成了劣等感的根源。神经质者因为小心谨慎给自身活动力带来了妨碍，就是由于他们以自我为中心，偏颇于自我防卫，只关注操心自身的细微之处而引起。如果把这些细心认真用于工作、学习方面，那将会因祸得福。没有严密和细心是不可能出色完成工作的。神经质者因为过分自我防卫、谨小慎微而招致丧失一些机能，通过积极的治疗反而会对生活起有利的作用。从而性格整体上趋向开朗上进，这点我们已在治疗中经常经历到,单从这点来看,我们可以断言性格是会变化的。

5. 神经症者有哪些症状

神经症症状可谓多种多样,五花八门。既是同一病名,症状感觉也因人而异,所以给有些症状以清楚的冠名并非易事。森田学派以发病契机形式上来作出以下的分类。

1)普通神经质症(即所谓神经衰弱等)

包括失眠,头痛头重,脑子模糊感,感觉异常,容易疲劳,能力减退,无力感,胃肠神经症,劣等感,过分小心谨慎,性方面的障碍,尿意频繁,头晕眼花,书写颤抖,耳鸣,颤抖哆嗦,记忆不良,注意力涣散等等。

2)强迫观念症(包括恐惧症)

社交恐惧(红脸恐惧,正视恐惧,自我表情恐惧等),疾病恐惧,不洁恐惧,不完美恐惧,读书恐惧,昏厥恐惧,外出恐惧,渎神恐惧,罪恶恐惧,口吃恐惧,缘起恐惧,尖锐物恐惧,杂念恐惧,噪声恐惧,高处恐惧,诠释求证恐惧,嫌忌恐惧等等。

3)焦虑神经症(发作性神经症)

心动过速发作(心脏神经症),焦虑发作,呼吸困难发作,头晕发作等等。

归纳起来说,普通神经症,即所谓慢性神经衰弱的大部分症状,它由比较单纯的心理活动机制因内心的纠葛引发。而强迫观念是对某种不快的感觉或者不快的观念视之为病态的异常,并企图不去感受它,不去思考它而由于这种反抗的心理引起的内心矛盾纠葛而冠名之。另外,焦虑神经症其实质是由于某种恐惧的感受,伴随着发作时引起的身体症状的焦虑状态,平时对某种发作状态带有预期的恐惧。

这些各种类症状的发病频率如下所示:

主要症状的发病频率(据 1950—1952 年间的高良兴生院资料统计):① 社交恐惧 380 名;② 头痛头重 108 名;③ 焦虑神经症 88 名;④ 失眠 54 名;⑤ 疾病恐惧 43 名;⑥ 不完美恐惧 43 名;⑦ 过分小心谨慎 37 名;⑧ 职业性痉挛 33 名;⑨ 容易疲劳 22 名;⑩ 胃肠神经症 20 名;⑪ 感觉异常 19 名;⑫ 杂念恐惧 18 名;⑬ 读书恐惧 17 名;⑭ 体臭恐惧 12 名;⑮ 劣等感 10 名;⑯ 不洁恐惧 9 名;⑰ 口吃恐惧 9 名;⑱ 其他 95 名。

为了方便起见做了以上的分类,事实上每个症状要截然分开称呼也是很难做到的。同一个患者除了主诉的症状外,常常还有其他杂多的症状,并且诉说的症状也经常由这个转移到那个。这些症状本质上没有什么不同,症状的发生机制也大同小异。因此治疗上针对各种症状也没有根本性的差异,当然由于症状的不同,治疗方法多少带点特色也是很正常的。

6. 神经症症状的主观虚构性

神经症者,关于自己的症状要他客观冷静地认清其真相是非常困难的。这是因为他们受不安情绪的影响,其判断已带有主观色彩,并往往被歪曲了。对其他一般事情的判断,他们和健康人没什么大的区别。唯有对自己症状有关的事上,发觉不了自己判断的失误。所以患者主诉的症状内容,常常和事实情况有很明显的差异。我把这个现象称为"神经症症状的主观虚构性",医生和患者都会受其虚构性的欺骗,误导了治疗方针的事也屡见不鲜。

比如说,森田在 1928 年出版的著作中明确指出:"神经症的失眠是失眠恐惧,不是真正意义上的失眠。"其后在森田教研室工作的崛田,他通过通宵多遍呼唤受验者的名字来测试其睡眠的深度。近年来,远藤进一步利用多元扫描器等脑电波测试仪精确地记录了失眠患者的状态,从得到的数据反映出患者主诉的失眠时间远远长于客观测定得到的失眠时间,也就是患者主观感受到的失眠时间比实际长得多,而睡眠时间比实际远远要少。确信自己患了明显的睡眠障碍的人很多都属于这种情况。同样的状态还适应于患者主诉的记忆不良,注意力不集中,工作能力减退等症状。这些情况都通过种种测试检查而被证实。

所谓心脏神经症而坚信心脏有器质性疾病的人,同样也是主观性的感受,事实并非如此。社交恐惧症者,常常叙述在乘车等场合很多人在注视自己,很多人都在议论自己。看到他人在笑,就武断地判断是在嘲笑自己等都全由联想观念引起的主观虚构性所致的。

神经症五花八门的种种症状,虽然形态不同,但或多或少都带有主观虚构性这点可以说是相同的。患者如果能自觉地了解这一点,应该说是很大的进步,某种程度上来说已经治愈。在苦恼于症状的时候,症状的真相是把握不住的。正如古谚所说"迷惑中的是与非,归根结底还是非",你处在迷茫之中时,这个是正确的,那个是错误的,即使辩论出个是非曲直,当你醒悟之时,原先认为的正确也好错误也好,其实都不是真正的事物面貌。神经症者一旦治愈,就会明白这个道理。

第三章 | Chapter 3

神经症症状的发生和固着的机制

1. 适应不安源于疑病性基调

森田神经质疗法的本质,是与对其症状产生以及症状固着机制的理解有着密切的关系。治疗者掌握了这个机制,并且让患者也理解这个道理,这点对治疗带来的帮助是毫无疑义的。

这方面,森田学说不设定什么玄妙的假设,而是把一般普通的人,无论谁都可能会经历过的心理事实为依据,这样不管是谁都容易理解,并容易得到患者的共鸣。可以说森田疗法具有这两方面的优点。但恰恰就是这方面优点受到了某些学者的指责,作为"太庸俗啦""无学问啦"的理由来批评。其实真理在多数场合,看上去是很明了的,不过就是平凡的事实。

下面我就关于症状的发生和固着的机制,以森田学说为中心展开论述。

作为症状发生的准备状态,森田首先谈到的就是疑病性基调。所谓疑病性基调(疑病症),就是担心自己的身心会不会生病这样一种不安情绪。我原来把这个广义地解释为疑病性基调,就是忧虑自

59

己的身心状态是否在保全自身生存方面处于不利的状态之中,换句话说,即自己现在拥有的状态不能适应环境时有这样一种不安的心绪,我把这称之为"适应不安"。

适应不安来自个体的素质,也受到环境以及面临的事情的影响。这种不安强烈的时候,因某种动机容易引发神经症的场合,据我们调查,作为症状发生的特殊事件,比如考试期,入学期,住宿舍,刚进公司,肉体得病,近亲遭遇不幸,结婚,产后等等时期。另外,作为其他任何人都可能引起不安的事情为契机,容易产生症状一般从常识上也容易理解。

我们必须认识到,原本不安这个东西,人只要活着必然是与这个人的一生形影相随的。我们生存的大自然,并不是为了我们人类而存在的。是先有大自然,然后人类再在其中诞生、繁衍。所以大自然不会为了我们人类生存提供什么特别的优惠。比如,损害人类健康的病原菌的繁殖,人类种植的种子在生长过程中被害虫或杂草侵害,暴风啦,洪水啦,干旱啦,地震啦等各种威胁接连不断。就假使你可以避免这些灾难,但你也逃不脱人都要死的这个规律。

社会是人类创造的,人类为了生活得更舒适而想方设法。即便如此,社会也不是为了某个个人而建立的。因而,生存的竞争非常激烈,不努力就要落伍。人类本身制造出的各种各样危险也不能无视。如种种公害,频繁发生的交通事故,火灾,经济状况的变化,反社会人所造成的危害社会的事件,复杂的人际关系等,都作为制造不安的材料无穷尽地包围着我们。

在这样的环境中生存的我们,只要活着就不可能不带有不安,这是不言而喻的事实。为了适应环境,我们的身心状态果真能经受得住吗? 这样类似的不安常常纠缠着我们。面对这类不安,产生了各种各样的人类生存态度。

如刚才叙述过这类基本的适应不安的强弱度,是根据遭遇到的状况所左右,但还受到其人成长的家庭环境所影响。这方面,下田光造①也指出过。举例说,某个在自由散漫的家庭环境中长大的孩子,在家庭里如暴君一般嚣张,但长大后走上社会,原先我行我素那一套就行不通了,硬要肆意而为的话,就必然与周围的环境发生冲突,马上就失去了自信。于是引起强烈的适应不安,变得内向,神经质症状也随之产生。并且由于性格所使也有出现反社会行为。相反,我们也常看到,从小没有受到父母爱心的照拂,在极端压制的环境中长大的孩子,在家庭生活里出现强烈的适应不安。这些事例说明,幼年时的家庭环境,父母对孩子的教育态度不当,会造成孩子性格的扭曲。近来这方面引起了大家的重视应该是很有意义的。

但是已经成人的年轻人,把自己性格上的弱点或缺点归咎于幼年时父母的教育失误,将责任转嫁给父母,这样做对提高自身素质没有丝毫用处。一个成人如果自己对自己不能承担起责任,那就无法提高自身。而神经症患者中很多人有这种倾向,他们把病状的缘故推诿给环境和父母,自己又不作努力,那就永远无法摆脱其桎梏。这点我想提醒大家。

2. 过分的自我防卫

保护自己不受外敌侵害的功能,是所有动物都具有的本能。所谓外敌,广义而言是指我们生存的自然和社会中一切对我们不利的条件,如对寒和暑,对病原菌,或各种各样的天灾,各种人为的公害,以及我们周围你方唱罢他登场的数不清的竞争对手,和束缚我们的种种社会性制约,等,我们需要防卫的敌人简直是数不胜数。假如对这些外敌仅仅专注于消极地防卫,结果会变得怎么

---

① 九州帝国大学精神科教授,森田疗法的坚定倡导者,并为此作出重大贡献。——译者注

样呢？

贝类为了保护自己，用厚厚的外壳武装自身，但为此而变得运动起来极其迟钝，被人用手一抓就束手就擒。过度武装的装甲战舰，因为速度下降，常受飞机或鱼雷攻击。

人类身上反映出的极端自我防卫，常常促使神经症症状的发生。过分地想保护身体不得病，就成了患疾病恐惧症的原因。他们将不生病作为人生中最关心的事，从而减弱了建设性活动的能力。

对他人过度思虑防卫，容易患社交恐惧症。老是担心会不会被人看不起啊？会不会给他人带来不快啊？是不是被人家当做傻瓜啦？有没有被人家当做笑料啊？如此这般地处处设防，最后与人见面也感到痛苦起来，能与人愉快地谈话成了求之而不得的奢侈事。不管在哪里似乎总觉得被他人注视着，感到好像受人压迫似的，在人前觉得相当地拘谨笨拙。渐渐地外出也变得困难起来，形成自我封闭状态。

自我防卫过了头，对事物过分小心翼翼，行为能力就逐步减弱了。如只敲石桥不过河，谨小慎微的结果，变得行为迟钝不利索，失败恐惧症就应运而生。我们人类所干的事不能保证万无一失，可以说某种程度的失败是不可避免的。一味地想不要失败，最终只能是一事无成。其实我们应该说，什么也没干成本身才是最大的失败。

自我防卫的偏颇，不仅仅是对向外敌，还指向自己本身，即针对内敌也一视同仁。有人坚信杂念妨碍了学习，就致力于对杂念的防卫中，却成了一个一个杂念被清楚意识到的杂念恐惧症。自己认为是犯罪反社会的思想，或者不希望他人知道的想法，恐惧这些念头从脑子里浮现，于是就整天与这些念头搏斗。这些现象都是广义的自我防卫过度造成的。他们专注于这样的自我防卫之中，外界的刺激啦，内心的不安啦，都被他们视做向自己猛扑过来的强敌，彻底地陷入了精神上的失败境地。

3. 所谓"精神交互作用"（即对焦虑不安的关注和症状间互动的恶性循环）

你试试在自己的身上某地方搔一下，心情会变得舒服一点的地方有吗？仔细留意一下。一般会出现觉得痒痒的地方。你如注意尿道的话，就会出现撒泡尿觉得舒服的尿意。我们人的感觉，只要把注意力集中到那里，感觉就会敏锐起来。对某件事沉湎其中时，其他多少痛苦也会感受不到。这和挂钟嘀嘀嗒嗒的声音平时不被注意时犹如听不到是一样的道理。一旦留意到了这声音，就会感到很厌烦这清楚感受到的声音。失眠症的人中，常有认为声音是睡眠的障碍，企图尽量躲避它反而越注意声音而烦恼不堪的病例。因为企图躲避和不予关心是两回事，越躲避只会越注意，可谓恶性循环。

关于头重感也是由同样原因形成。无论是谁，都会突然感到头部有沉重感时候，健康的人会任其自然存在，而过一会儿也就不在意了。但神经症的人，会出现是不是得什么病了的不安，把注意力引向头部，因而更进一步感受到了头部的沉重感，并把这种注意固着起来。

胃肠神经症，头脑昏沉，疲劳过度，性障碍，颤抖等，其他所谓普通神经症的症状，都是这样由于注意和感觉的相互作用发展并固定化，期间又加上了自我暗示的作用。

精神方面的问题，也都是被这样的交互作用推波助澜的。比如，像因为记忆不良而痛苦的症状，有过某个时候突然有件什么事想不起来的遗忘体验，此后以这件事为契机，成了产生不安的对象，自己确信记忆有病态性的衰退，并且频繁地测试自己的记忆力。其实无论谁都会有想不起什么或忘记什么的时候，但神经症的人光把这作为问题，越发感受到了记忆不良的严重。

还有如注意散乱啦,杂念恐惧啦,社交恐惧等,种种的强迫观念以及恐惧症状都是伴随着这样的人为的心理纠葛过程。所谓心脏神经症就是很好的例子。某个时候突然引起心动过速,因害怕心脏障碍,进一步发展为对死的恐怖,又由于这种不安和恐怖加剧了交感神经的紧张,促使心动更加过速,陷入了更加不安的恶性循环之中。你若能很好理解这样的一个演变过程,那么正如后面叙述的那样会给治疗带来帮助。

4. 情绪为中心和自我暗示作用

我们因为心情的作用误导了对实际判断的事常有发生,所谓"情人眼里出西施"①说明强烈的爱情左右了视觉。没钓到的鱼,印象中往往是逃掉了一条比实际要大得多的鱼,痛惜的心情常常会混淆正确的判断。一个怕蛇的人在山里碰到了蛇,往往会被他说成碰到的是大得不得了的蛇。

神经症的人们,往往把与自己的症状有关的事会超过实际程度地去重视并主观地夸大,这是和我刚才提到的"症状的主观虚构性"有关。不安恐惧时,由于受到情绪的渲染,提高了主观感受性(被暗示性),会超过实际地强烈感受到认为对自己不利的事,这里有自我暗示在起推波助澜的作用。

在不安的心境下,对威胁自己的内外刺激会变得敏感起来,这主要是由于自己给自己添加的暗示作用所致。对某位有疾病恐惧倾向的患者的治疗,当医生说"血压有点高,要注意啊。"患者就会产生"会不会脑出血呀?"的恐惧;医生看了心电图,说"这里稍微有些异常",患者马上就会担心"会不会引起心脏麻痹"等。由于医生轻率的片言

---

① 日文原意为"爱慕者眼里把麻子看成了酒窝"。——译者注

只语而造成神经症的病例,称为医源性神经症。这是由他人因素和自我暗示一起作用下产生。具有神经症状的人,因为有预期恐惧造成的自我暗示而强化了症状的例子很多。

主诉容易疲劳的人,一开始工作或学习,就马上出现"是不是疲劳啦"的预期担心,并开始厌倦起来,并由于这些自我暗示助长了疲劳的感受。为头重感而苦恼的人,平时有意无意地注意到自己的头部,通过觉得头重这种自我暗示强化了症状。

尤其是"焦虑神经症"(也叫发作性神经症)的人,"心动过速会不会发作"这样的预期恐惧十分强烈,一联想到以前痛苦发作的经历,"看来又要发作了"这种自我暗示,使不安越发剧烈起来,由此而诱发了心动过速的发作;失眠症的人,给自己施加又睡不着的自我暗示,即使睡着了也觉得没睡着。其他种种神经质症状的发生和固着,大多都有这种自我暗示在发挥作用。

5. 完美主义要求

对认为天气应该要晴朗的人来说,看到天边某个角上有一片小云彩就会耿耿于怀吧。同样,对认为头脑应该清楚,心情应该要开朗的人来说,就觉得头脑有沉重感或怠倦感不是一般的小问题。

认为"应该是这样"的天真的理想主义者,往往苦恼于"并非是这样"的违背自己心愿的事实。所谓"思想矛盾",就是"这样的客观事实"和"应该如此"的主观武断或希望这样的主观愿望之间的分歧。称为完美欲望化身的完美主义者,因为这样的矛盾而陷入了不能自拔的、受尽折磨的困境。

人生中的各种痛苦和不安不是可以按照我们的喜好来决定的。我们身心的状态,有如前面所叙述的会因各种内外条件而经常发生变化和动摇,一会儿好一会儿差。完美主义者希望不感到痛苦地学习;能感觉不到不安地参加入学考试;一点不紧张地能在大庭广众侃侃而谈,但这反而使自己强烈地感受到了必然产生的内心动摇。并且以记忆中最好的心理状态干某事的印象来要求自己,希望做任何事都要以这个状态进行。但是,事实上最好的状态是极少的现象,而不是普遍情况。

完美是一种观念,不是事实。我们不可能毫无杂念地去看书,也不可能把看过的内容全部记住;日常生活中,不管你怎样地洗手也无法保持没有细菌;磨制玻璃板时,不管你如何用心,也划不出一点不弯曲的直线。同样地我们的内心要完全地保持纯洁无瑕也是不可能的。只有知道了这个人类本身的事实,才能防止陷入思想矛盾的泥潭中。

患神经症的人,一般要求较高,这也说明他们的完美欲强烈。期望常常大大超过了自己的能力,理所当然地会徒增苦恼。有趣的是,通过一个水平测试,发觉神经症的人自己所期望的要求超过他的实际能力。但资料显示,通过治疗会恢复到一般的水准。我们可以认为,神经质症者治愈后,他们减少了观念性的思维,变得更现实、更实际了。

6. 病状的契机来自把理所当然的现象视为 异常,且被司空见惯的琐事所束缚

我们的身心不可能永远保持一成不变的状态,因受到内、外界方面诸多的影响而不断地流动变化。引起变化的条件既有明确的,也有不清楚的。连续两天的醉酒会产生身心的不舒服感;接触炭火会引起二氧化碳中毒,产生头痛头重感;看了一本枯燥的书会昏昏欲睡;面临不擅长的学科的考试会忧心忡忡。像这些引起心理变化的原因是很清楚的。但也有理由不清楚,莫名地感到身体疲倦,不知怎

么地提不起精神来，或者情绪惶惑等。

人体比机械更精细复杂，起这些变化的内外条件还不能全部弄清。虽然原因尚不清楚，这样的感受我们却常常能体验到。所以只要以"不久又马上要变化了"这样的心态来应对就行。实际上任其自然演变，倒不会有什么妨碍。

有时会把平常之事看得过于复杂，像吃了败仗的平氏家族的武士，把水鸟展翅的声音误判为敌人偷袭而自陷混乱。不安的心境常常会导致对外界的刺激或自己身心的反应作出对自己非常不利的判断来，不能客观地看问题，往往带着情绪的有色眼镜。

正如中国的古诗所云："笑看青山山也笑，哭对碧水水也哭。"不安的心情催生了各种各样的恐惧症萌芽。碰到什么不安的事，即使非常平常也会认为对自己相当不利。学生面临升学考试，内心焦躁，担心落第是十分正常的事。若他看书时对担心考试会出什么题目太过在意，反而会对正在读的文章意思全然不能理解。眼睛盯着书本，心却不在那里。

古语曰："心不在焉的话，则视而不见，听而不闻。"但他们没想到这是理所当然的心理现象，而认为这样的话就不能学习，是不得了的事，不安中又重新再读一遍，由于内心不安恍惚，焦躁中更加学不进去，对书里关键的内容依旧茫然，于是就担心自己的脑袋坏了，考试不行了。继而又害怕学下去脑子会否越来越坏，一个不安接着一个不安，最终走入读书恐惧的漩涡里。学习和玩耍不同，它未必很有趣。真如"勉强"字面所写①，不迫使自己去学就不行。工作也同样，不是凭兴趣干活，即使厌恶也必须去干不可。因为是忍受着不悦在干，所以容易疲劳。就如看有趣的小说连续几小时也不感到疲劳，而厌恶数学的人一小时就已经受不了啦。因此这不是真正的疲劳，只是倦怠引起的疲劳而已。可是神经质的人却认为自己特别容易疲

---

① 日语中"勉强"是"学习"的意思，说明学习是勉强之事。——译者注

劳,是因为自己神经衰弱所致。并任意推测,归咎于手淫,或鼻子的毛病、眼睛不好等原因。把单纯的疲劳感作为特别的异常事物来看待,且被它所束缚。

神经症症状的起因,就是这样无论是谁,源于时间或场合的因素而都会遭遇到一些平常的事情。比如,某个职员在上司前写字,紧张引起手发抖。这既不是病也不是什么特别要紧的事,一般正常人不会把这看成特别重大的事,而会接受这样的现象并集中思想继续写下去,不知不觉间手就不抖了。但他却坚持认为在人前写字手发抖实在难看,不体面。不能写字太糟糕,工作也不能做了。一想到写字手会抖而十分不安,越努力想克制手抖,字越写得不流畅,最终引起书写痉挛的症状①。还有的人,治疗牙齿时有过轻微脑出血,引起卒中恐惧,单独不能外出;有个学生和朋友下围棋,站起时摇晃着差点倒下,从此患上了卒中恐惧和头重感而痛苦不堪;也有学生因上课时被老师提问回答不出而脸红,遭到同学嘲笑,从此陷入红面恐惧之中,大庭广众也不敢去。

总之,症状发生的动机,都是些没什么重大的、很平常的事,但神经质症者把这些算不上事的事,当做对自己来说似乎特别重大的事来看待,又接着用各种人为的手段,将其强化成症状。一旦症状形成后,又将注意力集中于此,连当初的契机是什么也忘记了的人倒是不少,很多人就认为是自然发病。加上原本动机都是些平凡普通的琐事,也就更容易遗忘。

7. 徒有其表的防卫单纯化

首先叙说一下"适应不安"。其实人只要活着,"不安"是摆脱不

---

① 写字时疼痛,或者手部抽筋的神经症症状。——译者注

开的，而且这个不安对我们的生存有重要作用。但一般的、普通的正常人，不安的对象不常固定于一个，它随着时间和场合的不同而变化。然而对于神经症，这种不安情绪带有强烈的、只指向某个特定对象的倾向，所以这对我们的生活没有积极作用，反而促使了生活的萎缩。

不安集中于一个对象，可以从他们出于自我防卫的心理策略来理解，因为处理不固定的、多个不安对象的话，会茫无头绪，对付困难。

我们正常人的不安对象，包括天灾、事故、经济问题、对人关系等之外，还有自己身上存在的种种缺点和弱点，不安不可能固定在其中的某一个方面。但是神经症者他们觉得要全面处理这些数不胜数的各种不安，由于"敌人"太多，是难以招架的。于是认为，在众多敌人中集中于一个当前最重要的对象作为作战目标，好像比较有利吧。这样他们把某个认为对自己生存最有危害、最不利的对象界定下来，由此，否定排斥或者躲避这个对象的防卫机制就产生了。我把这种心理机制称为"防卫单纯化"。

举疾病恐惧症为例吧，正常的普通人像对待事故或穷困一样，一般讨厌所有的疾病。然而神经症者光害怕得病，并且在疾病之中，有的怕性病，有的怕麻风病，有的怕心脏病等，带有对所害怕的对象固定化的特征。

从笼统的不安中固定住对某个特定的对象不安的话，就能确定出简单明了的对应目标，他们以为只要解决了这个障碍，只要这个障碍没有的话，就可以健全地生活了，似乎感到有了安定感。事实反而恰恰由于这样更强化了对不安的意识，对助长森田所说的精神交互作用、拮抗作用以及自我暗示等，对形成持续性的神经症症状产生了推波助澜的效果。

"防卫单纯化"只不过是徒有其表的东西，实际上反而制造出了复杂的心理纠葛。

患者越是认为只要没有社交恐惧的话,只要没有红脸的话等,就如疾病恐惧者觉得不患性病就能安心了,只要头不感到沉重的话就好了,越这样想就越陷入了被束缚的境地。

当然防卫单纯化引起的心理纠葛,大部分是本人无意识间做出的,可以解释为从人类的急功近利思维上衍生出来的吧。能觉悟到这一点,对治疗会起到有利的作用。

8. 心 灵 和 肉 体

难为情时脸红,吃惊时心跳,可怕时脸发青,看比赛时手掌出汗,看见梅子干就流口水,这是谁都经历过的事,从古代我们就知道心灵和肉体的密切联系。

因而精神和肉体疾病的关系也渐渐被明了。最近身心症这个病名被广泛使用。所谓身心症,学者下的定义有多种多样,但可以说,大致都意味着肉体症状的原因或者诱因中精神因素起了相当重要的作用。

这类肉体疾病中,如哮喘,高血压,心律不齐,胃溃疡,十二指肠溃疡,慢性胃炎,便秘,神经性食欲缺乏,月经不调,糖尿病,巴塞杜氏病[①],某种皮肤病,以及所谓神经衰弱有关的肉体症状,还有其他的形形色色,这些病都或多或少受到精神作用的影响,但也与本人的身体素质和内在的性格秉性有关。

然而精神和肉体究竟有怎样的相互关系呢? 关于这个问题最近已有非常精密的仪器做研究,没法一个一个具体阐述。简单举个最重要的例子,人的情绪(喜、怒、哀、乐、恐惧、憎恶、愉快、不快等)与自主神经及内分泌相互作用,从而引起了肉体的变化。

---

① 甲状腺功能亢进引起的疾病。——译者注

现在谁都知道这样的事实,我们的神经系统有两大类,一类为动物神经,另一类为相应的自主神经(即植物神经)。动物神经支配骨骼肌,可以用我们的意志来积极地应对外部环境的变化,手脚的运动等亦属于这类。而自主神经支配内脏的活动,消化器官、心脏、血管、内分泌等脏器全都属于它支配,却不受我们主观意志的自由调节。但是,这个自主神经又和我们的情感活动密切相关,所以伴随着情感的变化,常常影响内脏的功能从而引起肉体的变化。

自主神经里又分为交感神经和副交感神经,认为内脏器官的活动由于这两系统间的拮抗作用而被调节。心脏里分布的交感神经一兴奋,脉搏就跳动激烈,血压也就升高;副交感神经一兴奋,脉搏就减弱,血压也降低。关于这一点已是很清楚的了,但未必所有的身体现象都可以用这两个神经系统间的拮抗作用来解释。

一般说来,维持生命的基础性内脏活动是由副交感神经支配,但有时需要加强其功能时,交感神经也常常参与活动。因害怕而逃跑时,交感神经就紧张起来从而引起心脏加剧跳动,起促进肌肉活动的作用。通过著名的加农动物实验,已证实了用狗来对着猫吠,猫的心跳数马上增加,瞳孔散大,毛发竖立,消化系统活动低下,白细胞增加,肾上腺素增加引起高血糖。无数类似实验可以证明这个事实。经典的实验有巴甫洛夫派尝试的、在饥饿的狗面前拿出肉,狗的胃液就接连不断地流出;然而当猫牵到狗的面前惹狗生气,狗分泌的消化液又很快消退,胃肠的活动也停止。人类也一样,当遇到不安苦恼时,就出现食欲缺乏,胃部有压迫感,腹泻,便秘,呕吐等症状,说明肠胃和情感有着密切的关系。所谓"病由心而起"这句话十分贴切地反映了这个事实。并且情感变化活动通过后丘脑和大脑边缘系统刺激内分泌器官,特别是刺激脑垂体,促动了副肾皮质、甲状腺、生殖腺的活动,从而引起激素的变化,而给身体带来了种种影响。有关这方面的研究,近年来有长足进步,给我们提供了相关身心问题的新知识。

且说,对某种器质性的疾病,情绪的影响也不能轻视,但对这类病应以治疗肉体疾病为主,把精神方面的问题作为次要来对待也无妨。但神经质症的场合,其身体症状是由心因性原因引起的,因此,这种治疗应以精神疗法为主。

神经症患者的肉体症状,比如:胃肠神经症的食欲缺乏,不消化感觉,腹泻,便秘,打嗝儿;焦虑神经症的心动过速,颤抖,头晕,发冷,血往上冲感,无力感,颈和头部的酸痛感;或者普通神经症的头重感,头痛,昏沉感,种种的性功能障碍,书写痉挛等,几乎都是由于精神因素而形成的。

患者感觉到这些症状,担心是不是得了什么器质性的病,是否会招致严重的后果?其实置之不理也绝不会带来生命危险。但患者不知道这是由精神因素产生的,或者不认识这一点,一味地想寻求片面的对症治疗。

医生往往迎合患者的要求:心脏神经症开给你强心剂,胃肠神经症开给你消化剂,慢性的头痛、头重症状开给你镇痛剂来应对。可是这样是不可能治愈的。要从根本上打破神经症的形成机制,必须施行精神疗法不可,这方面,如果理解了疾病的本质就迎刃而解了。

第四章 | Chapter 4

神经症的治疗

1. 从自我实现中得到解放

神经症肯定能治好,如果有正确的心理准备,采取正确的生活态度,症状不可能不消失。但这里请不要误解,认为如果治愈的话,作为神经症的症状就全部消失了。因为心情的愉快或不愉快是作为人性而必然具有的,好恶之心并非能够完全消失。

作为神经症症状的不洁恐惧没有了,但看见不干净的东西依然会讨厌。如果变得厌恶之心也没有了,生活上的卫生也无法维护了。作为症状的社交恐惧治愈后,但社交恐惧的心理并非会全然消除。作为普通人之常情的顾虑、羞耻心、众人前的紧张感等,即使恐惧症治愈了,以上这些情感某种程度上依然存在是理所当然的。真的全然没有了,就成了恬不知耻的无赖了。

只是治愈的话,对这些情感的拘泥没有了,像正常人一样对应该害羞的事感到害羞,对应该恐惧的事觉得恐惧。即使觉得有社交恐惧感,但不会对某个特定现象有十分细微强烈的意识了。也就是保持了对人际关系的灵活协调性。甚至有的患者表白:完全忘记了以前的苦恼,曾经的痛苦症状有如做梦一般。

还有一点,神经质症治愈后,和器质性疾病痊愈有些不同,不单单是疾病症状的好转,它犹如突破了一个难关得到了大彻大悟似的,和生病前相比,更具有生机,更充满活力。正如"自我实现"这句话所表达的,被神经症所压抑的活跃的本性得到了解放,充分地发挥了出来。并且这不仅仅是恢复到发病前的状态,而是突破难关经受磨难后的一种自我超越和自我实现。

我摘录一位接受过治疗的杂念恐惧症患者出院后的来信,很好地反映出他痊愈后的生活状况。

出院之后,我每天健康地工作着。日常生活的所有方面,都如医生所教诲的那样持续着。每当这时我就感到自己是多么的幸福啊!我从事着繁琐而复杂的工作,常受到上司的表扬。即使以前不敢设想的琐碎的杂事,现在也能得心应手、饶有兴趣地完成。

星期天一早开始,操持家务,埋头于田园。大多数家务事都由我包了,全家上下都非常喜悦,老婆更不用说了。宅地前的空地上种植的西红柿、茄子、黄瓜、葱、辣椒等的收割期快要到了,单单浇水、除草就够我忙碌的了。忙中偷闲还写些俳句,住院时写的三首已在当地的俳句杂志上发表。

我每天都这样充满朝气地生活着,我常常对妻子说:曾经暗无天日的我,能够走上社会像健康人一样工作,全靠医生的指引。

我懂得了,能顺应外界的刺激,能立刻融入遭遇到的命运中去的生活态度,对一个人的生存是何等的重要。不知不觉间与上司及同事的关系,我都能像医生您所倡导的方法去处理了。

这里已快出梅了,雨后放晴,要进入盛夏季节了。可是热又有热的烦恼,我虽汗流浃背依然在生活工作的所有方面努力着(以下省略)。

通过这样的体验而痊愈的病例,说明它不仅仅是症状的消失,而是业已养成的、磨蹭不决的生活态度不见了,比发病前更加能营造生机勃勃的生活氛围了。

下面就治疗神经症方面需要注意的事项进行叙述。希望读者不是单单去阅读,也不是单单了解这些,而是要马上去投身实践。如果你能很好地理解,又能很好去实践的话,不说症状会很快地消失,至少肯定会有所好转。

我要强调的是,神经症的症状是因人而异的,但形成疾病的根本因素是相同的,因而,治疗方法也是共通的。所以书上所写的症状和自己的即使有些不同,也应作为自己的一样来参考,这是很重要的。

2. 首先应了解症状的本来面目

刚才就神经症的发生和固着的机理进行了阐述。患者自身了解了这些,对治疗也会起到作用。如果知道了这些症状不是器质性的疾病,至少可以避免神经症患者经常发生的频繁换医生去尝试一些无益的治疗的现象,

患者中间有很多人抱有会不会得了器质性疾病的疑惑,因此认为有必要接受信得过的专家的诊断,首先排除不是器质性疾病。但一些心脏神经症的人,好几次地接受心电图的检查;性病恐惧的人好几次地要求检查血液但还是不放心的情况,这已经成了一种症状,应该制止这种要求才能进行治疗。胃肠神经症,神经性尿频等症状患者也有这种现象。

以焦虑神经症的发作性心动过速为例,只要患者冷静地认识到发病以来的过程,就能明白症状是受到精神因素的影响这一事实。比如,单独外出时在电车里容易发作,而身旁有亲友时就不太会发作;另外医生一到来症状发作立刻就停止;当遇到某件不得已的事而需进行剧烈的肉体运动时也不太会感受到异常;如果能保持忍受痛苦的心态也能克制发作。种种表明这些都是精神性因素造成的,而

肉体上没有什么器质性的毛病。

如前所述，如果理解了各种各样的强迫观念症发作的状态以及固着的机理如何形成的话，就会明白刻意企图想从症状中逃脱的做法，犹如"粪缸上盖盖"一样地徒劳无益。

所以只要明白了这个症状的实际情况就有所好转的人也有，这是了解了内情就心机一转的人。机缘成熟的人通过一次治疗，或者单单看书就从常年的迷蒙中醒悟过来的也有。

不过不能期望很多患者就这样轻易地能得到摆脱，了解了刚才介绍的疾病缘由，只是可以帮助你踏入治疗疾病的正道，使你实践接下来提出的治疗要领变得容易些。

3. 从差别观的桎梏中解脱

有神经症症状的大多数人都有这样的想法，"没有像自己这样痛苦的人了，患这种症状的人恐怕只有自己吧！"，因此他们听了他人的症状没有丝毫的同情心。红脸恐惧的人觉得不洁恐惧的人可笑；不洁恐惧的人认为失眠症等有什么了不起；而强迫观念的人又感到心脏神经症等身体症状没什么大不了；心动过速的人却把强迫观念等的精神性的问题看做是要求过高所致。

人类是很任性的动物。牙痛的时候，觉得没有比牙痛更痛苦的事了。一旦肚子痛了，又感到这是最不可忍受的痛苦了。

住院的病人开始时都以自我为中心，认为自己是特殊的情绪很强烈，因而越发地感到自己可怜，很少具有对他人的同情心。患者 B 看见趴在树上的患者 A，说"他那样若无其事地站在那么高的地方，我绝对不行。"我于是就问树上爬下来的 A，"树上时的心情如何？"，A 答曰："非常的害怕，我一边发抖一边干完的。"

有个患者看见我在清扫兔子箱，在日记里这么写道："医生平静地清理着脏污的东西"，其实他不知道我也不是平静的，而是带着厌恶去清理的。另外有个患者看见寒冬的某天，医院前的妙正寺河上，洗染店的工人在漂洗布匹。他在日记上如是记着"那些人们寒冷下却自若地干着水上的活儿，自己的话肯定不行。"如此这般，他们不懂得自己感到难受的事他人也同样会难受的这一事实，内心里缺乏对他人的同情心。

健康的人则会认为，"那些人们虽说是职业，但干着艰辛的水上工作，真令人钦佩。"

他人能在众人前若无其事地讲话，而自己却怯场；他人可以轻松地学习，而自己却很痛苦；他人总是心情很愉快，而自己常常郁闷不痛快，等等。这种老认为只有自己是特殊的想法，称为"差别观的固着"，这样一来，进一步强化了劣等感。从而即使看见其他病人痊愈了，也认为那是病情轻，不能和自己相比，压根儿不想作为治疗的参考依据。不愿承认症状虽然不同但病根是相同的这一个事实。

能够看清人性本质的人，明白自己身上存在的东西，他人身上或多或少也会存在这一事实。因此，"己所不欲勿施于人"等古语，质朴地反映了这类思想。

文豪的作品能够超越国境和人种而打动人心，就是建立在人性是相通的这一基点上的。

自己存在的事情他人也存在，就衍生了平等观，无疑可以减少把自己特殊化而招致的劣等感。

4. 贯彻始终的顺其自然

森田疗法要求患者以"顺其自然"的心态来面对症状，生活中能体现出"顺其自然"的话，也可以说已踏上了治疗的正道。

那么，"顺其自然"意味着什么？具体又怎样来表述它呢？某些学者认为,森田疗法里的"顺其自然"类似于"放弃",是过度的消极。但只要看一下下面的论述就会明白,这是仅看到"顺其自然"的一面而产生的误解。

"顺其自然"的第一要点,要求患者老实地承认症状所带来的苦恼、不安,对其不作抵抗、否定,也不作蒙混掩饰或回避,而采取全面接受的态度。

第二个要点是,患者一边全盘接受伴随的症状,一边以原本就具有的生的欲望去进行建设性的行动,这和单纯的"放弃"不同。对"症状"采取"顺其自然"的同时,对"进取发展的欲望"也采取"顺其自然"。

我举个"顺其自然"和"放弃"的差异的浅显例子吧,比如从游泳池的高台上往下跳的时候,谁都会引起恐惧情绪,这是所有的人都有的共同心理。因为恐惧就不再跳水,是"放弃"的态度;或者认为恐惧感是个讨厌的东西,一厢情愿地企图消除它,待恐惧感没有了再去跳,这种"人为的心理干涉"是通向神经症的温床。

企图把恐惧感消除,对自然的心理现象作战,就必然引起心理的矛盾冲突,陷入了想把不可能变成可能的心理纠结之中。从而恐惧意识因精神交互作用越来越强烈起来,反而忽视了跳水这个本来的目的。有关这类情况待会还要继续谈到。

因此,"顺其自然"是原封不动地接受自然会引起的恐惧心理,尽管提心吊胆,战战兢兢,依然趁着"原本的上进发展的欲望"去纵身一跳。

消除恐惧心之后再跳,这种重复的造作就不起任何的作用。只有依靠实际行动,其结果自信也会产生,恐惧心理也会淡薄。理论上来说,感情并非受我们的意志自由支配,所以观念性地要消除恐惧心理是不能如愿的。可是,从行动可以自由支配的范围比较宽广这一心理学事实出发,可以说借助行动能把"顺其自然"的态度转化成现实吧。

因而,社交恐惧者应把与人接触时产生的症状当做理所当然的事来接受,宁可让其症状发生,同时以面临的工作任务作为行为的目的;心脏神经症者一边抱着对发作的不安,一边与这个不安去握手言和,照样独自一人去附近外出,逐步扩大范围,需乘电车的话,也要大胆去乘车并完成任务。即使有症状,内心有纠葛,也要态度不变地去干应该干的事,进行行动体验,获得只要去干就肯定能成功的体验。

掌握了这样的体验的话,即使有症状也照样可以正常地进行日常生活,由此而使症状的威力明显地削弱。如果因为有症状而应该干的事也不干,症状的威力只会增加,而不会减少。

从这个意义上来看"顺其自然",它遮断了症状固着的机制"精神交互作用"的功效是显而易见的。我举个例子来说明吧,有个因头重感而烦恼的患者,他一天到晚想着只要这个症状没有就好了,从而一直把注意力集中于头重感,却助长了精神交互作用。但患者如果把头重感作为现在自己不可避免的附属物来看待,承认并接受它。在不利的条件下照样去做应该做的事,用这样的心态去实践的话,有关头重感的注意和感觉的交互作用这个恶性循环就打破了。

耳朵里老听到钟表声而睡不着的神经性失眠症患者,他们把钟表的嘀嗒声当做妨碍而要排斥它,反而增加了精神交互作用和抵抗作用,更意识到了声音的存在。

健康人因为把听到的声音就作为听到了而听之任之,依从自然衍变,注意也就不会固定住,听到声音和没听到似乎相同。

因为杂念而不能读书的患者,他们认定杂念是读书的妨碍而想排斥它的心理非常强烈,反而由于这个意识使自己陷入读书杂念恐惧之中。我们不可能永远集中精神读书,一松懈就会杂念丛生,但这是必然的自然现象。思想一会集中一会游离地推进着读书,有这种认识态度即使有杂念产生也不会太在意,所以不会造成学习的障碍。

其他所有的神经症症状,大致都是这种情况。"和症状融为一体!","这样去直面痛苦!"用这种精神来应对,以上这些情况都能迎刃而解。

　　说到神经症,患者都把头重感,失眠,社交恐惧,或者各种各样的痛苦、不安等,认为都是不应该有的现象,视这些为异物,想方设法要把它们处理掉。森田先生把这现象称为"恶智",它是形成症状固着的助推力。顺其自然地对待症状,使其成为纯粹的痛苦,这样去做的话,实际上是摆脱痛苦的捷径。

　　我们口中的唾液因为和身体混合为一体时,不认为是肮脏的。但一旦吐出口后就是秽物,再也不能回到口中了。同样的物质,由于我们对待的态度不同,即可成为不妨碍的无害的东西,也可成为讨厌的东西。

　　依靠彻底的"顺其自然"的体验,从长年顽固的症状中得到快速解放,我们通过患者的自白得到了清楚的答案,可以说,这就是森田疗法的精髓一点也不言过其实。

5. 注意的转换和情绪的变化（注意的固着，情感的性质，暂时的慰藉等）

　　每当对患者说明神经症的症状由注意力的固着而引起,患者就企图想把注意从这个特定事情上摆脱开,认为不能去想疾病这个事。但越是想把注意摆脱开却越会去注意,想不要去注意其实更在注意这件事。

　　学习中产生杂念是很平常的事,任其他产生并持续着学习,会慢慢不在意杂念。这是因为让心理活动自然流动会调和心理的平衡。念念不忘不要产生杂念的话,就把注意指向了杂念,反而会使杂念更加清晰地意识到。关于噪声也是同样的情况。

　　在意的事就任其在意,依然全身心投入当前的工作,注意力就自然会转换。但若把转换心境作为目的反而适得其反。

　　而且,神经症者都有情绪本位主义倾向,行动常受到情绪好或坏的牵制。他们常常希望有个好心情,但又因不能随心所愿而苦恼,不快心绪反而更强烈。他们总想着只要心情好了就能和平常人一样生活了。并且常把心情不佳作为逃避的借口,自己却又没觉悟到这是一种借口。

这些人也会遭遇到突发事件或者处于不得已而自我奋起的特殊境地,无奈中也会一扫沉闷心情而采取行动的时候。

总的说来,我们的心情不管你多么希望开朗,也只不过是个愿望而已,不可能随你的愿望而变化。比如,我现在在办公室里写东西,就这样无缘无故地希望自己发火或者悲伤或者开心,都不可能随心如愿。但是,现在来了一位曾经被我治好的病人,马上就会喜形于色;听到孩子生病的消息又立刻会忧心忡忡。

这说明我们的情绪是受到外界的刺激而变化的,同时也说明心情由于我们的行动而变化这一重要的事实。早上磨蹭着起不来的时候,一下子跳起来洗个冷水脸,犹豫不决的心情就为之一变;忧闷的时候打场乒乓球情绪就会高涨起来;通过努力发表了论文,内心充满着喜悦;自己认为必须要写的东西如果偷懒不去完成也会感到不愉悦。

"流水不腐","不用的刀要生锈","被水冲刷的石头不生青苔"有许多此类谚语。不进行任何建设性的行动,光想着要心情开朗,犹如不施肥、不除草就盼望大丰收一样是徒劳的。

再则,值得注意的是,某种机缘引起的感情或情绪,如果任其放置不处理,它会随着自然的波浪运动而渐渐衰退这一事实,是无可争辩的情感法则,并且由于它而拯救了我们人类。

如果没有这个法则,我们人类将变得无法生存。试想一个失去爱儿的母亲,她假如一直保持着当时的强烈的伤感,她一辈子怎么能生活得下去。事实上当时的强烈悲伤尽管不能遗忘,但随着时间在慢慢淡薄,已没有当初那样的强烈。虽然淡薄的速度是因事件的大小而有快有慢,但在慢慢淡薄是肯定的。

我们平时碰到的小小不快,过一夜就想不起来的也有很多。有"流言蜚语过不了七十五天"的谚语,不管多么大的事件的流言传闻,随着时间的流逝而渐渐被人遗忘。所以生活的达人,他不管经历多么难堪的遭遇,他体悟了这个"不快的情绪会随着时间的流逝而淡薄"的真谛,就能不把任何事放在眼里而静等时间的流逝。

可庆幸的是感情的高潮会随着时间的流逝而淡薄,但我们想立刻消除感情的高潮是不可能的。这也是我们应该懂得的重要法则。珍爱的器物弄坏了,尽管知道东西坏了是没有办法的,但要马上消除痛惜的心情也是做不到的,用道理是不能解决情感问题的。

但是完美欲强烈的神经症者,一旦出现不悦的心情,就想去除它或者企图摆脱它。这种无视情感变化法则的做法,陷入了企图把不可能的事硬要变成可能的情感纠葛中,结果不悦的情绪加上不能如愿的沮丧感的双重作用更强化了不悦心情。

神经症患者急躁地希望消除不安,人为地设想出各种手段或逃避方法,反而把不安和痛苦转化成了神经症症状,强迫性行为的形成也是同样情况。

不洁恐惧患者,一天要数十回地洗手,因为担心手上沾有什么不洁的或讨厌的东西,就用洗手来暂时消除不安的情绪,可是过了一会又不安起来,于是再洗手。他们不做忍受不安的努力,所以就不能突破困境。洗手只不过是寻找暂时精神平静的手段。

不完全恐惧的人,反复地进行锁门的检查,或一次次地核算数值;心动过速发作患者,一有不安感觉就去看医生;社交恐惧患者平时常戴着茶色眼镜等等现象,都是寻求一种暂时的心理安慰。恐惧患者进行某个行为时做一些多余的仪式动作,也是这种寻找精神慰藉的表现。

为了治愈神经症,就要放弃这种自欺欺人的临时安慰,带着痛苦不安情绪积极地去从事建设性的工作,这样做似乎看上去有些遥远,其实是摆脱不安痛苦的捷径。

把不安痛苦作为应有的东西正面地去接受它，不是用宽慰的方式去搪塞不安和痛苦，才是治疗强迫行为的途径。

6. 内向和外向及全体和部分

指着月亮告诉幼小的孩子那是月亮，但孩子却看手指而不看月亮。我们在日常生活中经常碰到类似于这样的生活行为。进行投球练习时，如果看着球的话，手就容易抓住球，但如果光注意自己的手势就往往抓不住球。过独木桥时只在意脚下，脚就会发软而走不动。

我如果想去拿放在桌上的台钟的话，手朝着目的物以最短的距离伸去很快就能拿到东西，即使不一个一个地意识到，所有的动作过程都会为实现目的而调节。面对着目的去解决的态度是外向的，实事求是的态度，这是很好地顺应外界的做法。

但是，神经症患者不是直面需要解决的问题，而是把重点过分置于次要的问题上，如他们常关心半途中发生的事情，或准备上的事情，及身体精神方面等非主要的事情。为充实健全这些事而疏忽了关键的、本来的目的。

走路时如果老注意自己手的动作，就会使脚和手的动作变得不协调，走路的样子会变的笨拙和不灵活。与人讲话时，只在意自己脸的表情也会对所谈的话题走神，会听不进对方所说的内容，与对方相对而坐却显得心不在焉。

读书时想消除杂念，把消除杂念作为重点，反而更意识到了杂念，就不能专注于书本了。注意力不倾注于原本的目的上，瞎忙活于眼前的事，可以说是一种内向化的固执。这是拘泥于局部而破坏了整体的调和。如泽庵和尚所说："面对一棵树，只看到其中的一片红叶，其他的叶子就会看不见。如果无所居心地面对一棵树时，众多的树叶就能看见。因为心被一片叶子所拘泥，其他的树叶就视而不见了。放弃对一片树叶的专注,千百片树叶就能看见。领悟了这个道理的人,如同千手千眼的观世音菩萨了。"

我们必须知道,把重点置于局部上,就会破坏生活的整体。因不洁恐惧而专心于洗手的人除了手之外反而会变得很不清洁。完美恐惧者因追求十全十美的工作方法,在工作的预期准备上花费过多的时间,反而影响了工作本身的进展。各种各样的强迫行为者的生活态度都是如此。疾病恐惧者成为健康的俘虏,使整体的活动变得迟钝,结果导致生活的全体被局部所束缚。

各种思虑琢磨上越是细心入微,反而会越远离本来的目标。真可谓差之毫厘,谬以千里。

我们见到某朋友脸的瞬间,马上能够认出这是山田君,这不是通过分析脸的各部分,即不是分析眼睛、眉、鼻、嘴、耳、头发等各个部位,再进一步综合得出这是山田君的脸。而是首先通过第一印象,马上从整体上判断出这就是山田君。倘若只是逐个地分析眼睛、鼻等部位的话,就分辨不了整体,也可能认为既像山田君,或者觉得像川野君吧。

用言语来解释很困难,但"第一印象","初衷"等的作用,就是整体性的东西,我们的日常生活依赖这些作用来维持整体生活的平衡。这样的现象并非切合语言,希望大家能领悟文字所包含的整体情感。

7. 内心和外貌（整顿外貌，牢骚，辩解，借口等）

佛教有句话"外形整齐,则内心也自然协调。"就是说,修正外形的话,内心也自然而然地相应变得美好起来。坐在佛前,双手合十的话,不知不觉间虔诚之心油然而生。为了生活变得美好,首先从改变自身外部形态做起,比起改变心态,先改变外形来得容易,且富有成效。

有叫做"杰姆斯"的学说,认为人不是因为悲伤而哭,而是因为哭了才悲伤。不是因为滑稽而笑,倒是因为笑了才滑稽。道理上似乎反过来在说,但也有一定的合理性。我们咬紧牙关、握紧拳头的话,想要心情舒坦也不可能。或者一副皱着眉头很不开心的表情,情绪也开朗不起来。外形如何会影响我们的心情和精神内涵。

一穿上运动服,运动神经就开始活跃起来,穿浴衣的话就不会这样。军人和警察穿统一的制服,有一个目的,就可以从思想或气质上来统一成军人或者警察特有的形象。禅宗的僧侣们,一举一动不能采取敷衍的态度,就是依靠形象把内心统制成一体的方法吧。

神经症患者,所谓的观念性倾向特别强,"待干劲充分了再干"的态度,或者"待懒惰心消失了再干","治好了胆怯后再……"等等,其中"待到充分的人生观建立后",以及"条件齐备后"再工作、再学习等等想法的人很多。

这种想法乍一看好像很合理,实际上实现起来是非常非常的困难,几乎是不可能的。为什么呢?因为人类内心中虽有向上发展进取的愿望,但同时也具有回避困难、贪图享乐的一面。

如做非常喜欢的事,干劲会充分显示出来,但工作或学习上,因为伴随着困难,往往会产生畏难、拖延的情绪,把积极性完全施展出来是相当困难的。因此,待干劲充足了再干,实际上是不现实的。

懒惰心完全消失是不可能的,胆怯、谨慎也是人的共同本性,是不能消除的。人间不可能有完美的人生观,完备的条件也是没有的。要等待这些不可能的事,一辈子不就什么也干不成了吗。

把这些唯心的观念束之高阁,不管内心如何,先把外形整顿好,是步入建设性生活的捷径。整顿外形可以从服装穿得整洁、利落做起,或者勤快地收拾房间,也包含着日常按时就寝、起床、用餐,以及平日的礼仪规范的遵守。与人交往应和蔼可亲也是其中的内容。神经质症的人,因社交恐惧却要表情上温柔,一旦做不到,就以为自己在固执己见,其实,脸上的表情肌是由随意肌控制的,可以凭自己的意志来支配脸部表情。这样一来心情就自然变得开朗了。

住院的患者中,有两手插在衣兜里闲晃的人,这副外表里面其实隐藏着一颗懒散的心。尽管有懒散的内心,只要从身边的事情做起,就会渐渐地培养出活动的节奏而内心会慢慢充满活力,活动的范围也会变得更扩大。

焦虑神经症的人,因担心疾病的发作,整天卧床不起。向家人述说不安的痛苦,到处求医,用尽手段。有的乘电车途中,一感到不安就下车坐出租车回家;或者上医院看医生。我把这些现象称为"扰乱了手脚",自身阵脚一乱,永远也产生不了突破障碍的自信。

这种场合,要忍耐住不安,不能在发作前就先把自己的"手脚"扰乱了。工作中发作的话,就要忍耐着坚持工作;在电车中发作的话,也不要下车,坚持乘到目的地。这样去对应的话肯定能行,先不扰乱自身阵脚,采取无论怎么样坚持下去的客观态度的话,发作就能很快被平息。

向周围人不断唠叨自己的症状,也属于"扰乱了手脚"。神经症的人中,有的人对自己症状以外的事不感兴趣,也不顾是否妨碍他人,一开口就唠叨自己的痛苦症状,这不但使听的人无精打采,对本人也起着自我暗示的作用,会越来越削弱自己。不发牢骚的人是比较少的,可以说也是相当了不起的。

我们不是绝对对神经症的人说"不要发牢骚",但尽可能地控制住自己的话,这也是需要相当的锻炼的。

和"发牢骚"相似的有找"借口"啦,寻"理由"啦,这些广义上来说,也同样属于"扰乱了手脚"。

孔子云"小人文过饰非",我们凡夫俗子一碰到什么不顺的事,就会寻找借口。比如,打碎了茶杯遭到批评时,就申辩说"我明明很当心的,却……"言下之意是,很当心照理不应掉下来的,可是……找了一个不是理由的理由。

寻找借口，是一种不承认自己错误的态度。这样的话就不可能进步。失败的场合，对失败应该感到遗憾。没有遗憾之心的人是因为没有上进心。而且，感到遗憾的同时，对失败敢承担责任的人，自然会养成对相似失败能产生防患于未然的思想准备。

另外，把过失推诿与他人而自己不承担责任的人，不可能有反省之心。因而还会不断犯同样的错误。有的人把自己的际遇不佳、失意、不称心统归咎于社会制度的缺陷，常常牢骚满腹、怨天尤人，于是越发地使自己处于失意落魄的境地。

有神经症的人，不认为症状的痛苦不安是自己的原因所造成，而归咎于父母的教育不当，或者是由于不好的遗传，以及目前的工作不适合等等，这样考虑的话就难以治好。如果处于这样的状态，就不可能产生真正的觉悟，也难以治炼真正的修养。

近来盛行这样一种学说，认为"幼小时代父母的教育方法（如过度保护等）与成年后神经症的发生有着密切的关系。"若父母们理解这个道理并付诸实施的话，这个学说将有重大的价值。

可是有相当一部分上了年纪的孩子中，他们把自己的意志薄弱、懒惰、任性束之高阁，却把自身的性格缺陷，或神经症的症状统统推诿于父母的不良教育上，一味地责备父母。甚至苛责父母生下自己本身就是错误。这样把现在根本无济于事的责任推到父母身上，根本看不到任何的进步迹象。

有种叫做外伤性神经症，在工厂里工作时受了外伤，等伤好了后，依然有各种神经症症状（如失眠、不安、头重、头痛、身体各部分的异常感觉，情绪失调等）表现出来，并呈慢性状态。这种场合，患者往往有意识或无意识地出现要求公司对自己的疾病承担责任或要求赔偿的欲望。这也会妨碍疾病的康复。

如制订了公司不负担对这类神经症责任的规定，这类神经症的症状也就不容易发生。业余运动员即使负了伤，也不会发生这类神经症的原因就是因为没有诉讼这类赔偿的法律规定。

把自身的症状归责于自身以外的因素，抱有这种想法的时候，症状就无法好转。神经症者对此必须要好好反省。

我们考虑一下关于"借口"这个问题吧。

一般的人无论是谁，都会有"避难趋易"的本性。若燃烧着向上的欲望，知难而进的人们身上理所当然会昭示出胜利的光芒。

但是，尽可能想回避困难的心情，即使你自己不发觉也肯定是存在的。常常这种情绪不知不觉间就会以"借口"的形式表现出来。

讨厌学习的人，一想到要学习，脑子里就会浮现各种各样的其他事情。于是觉得比起学习来，另外有件事首先必须要处理它，这样就把学习先往后挪一挪再说了；某个人学习前说是"先把脑子清醒一下"，于是去了理发店，理完发又去洗澡，又剪指甲等，忙活了一阵后，学习又无限地往后拖延了。

有个在我这里治疗的青年，他认为作为一个人，比起学习来最重要的是先要树立人生观。学习可以往后放一放，他收集了《托尔斯泰全集》，但这种态度，一辈子也可能不会迎来学习的时期。本人为了逃避艰苦的学习，制造出"确立人生观"这样一个冠冕堂皇的借口，但其自身并未觉悟到这一点，只是因为自尊心不允许不学习，所以才不知不觉找出了听上去很体面的借口。

"对疾病的逃避"也是制造借口的一种，人或多或少都有这种倾向。碰到并不乐意去的聚会，若有点轻微的感冒就会想，把感冒加重了不好，于是就把活动打发了。但倘若是去打喜欢的高尔夫球的时候，就会觉得这么一点小感冒，到了高尔夫球场就会烟消云散的。

有癔症性格的人，一遇到要花费工夫的事或者麻烦的事，就会出现头痛啦等种种感觉症状，或出现情绪失调等现象，并把这作为借口而逃避现实的人很多。但是这并非本人故意制造症状，也并非是有意识的逃避。

而有神经症的人，具有各种各样的症状，他们往往把这些症状作为逃避现实的一种理由。可是把症状作为幌子来逃避现实，症状会越来越固定,这样做反而会强化了症状。

所以神经症患者能否充分认识这一点非常重要。仅仅充分认识到了无意识地制造借口的人的弱点,也会提高神经症患者的生活质量。

8. 关 于 工 作

森田疗法非常重视工作。实际上能很好工作的人,能很好地痊愈也是事实。让我们考虑一下工作对治疗的作用吧。

首先,我们人类原本就是为了生存活动而繁衍的。所有的器官,都间接或直接是为了生存活动时发挥作用而存在的。我们的头脑只要醒着就不可能不考虑什么或不感觉什么;一张开眼睛就会看见什么;心脏在睡眠中也持续工作着;四肢的肌肉是为了活动而生动。因此工作活动是自然的,无所事事是违反本性的。

并且自然界的规律,活动的器官是发达的,不活动的器官会衰退的。何况要工作就带有建设性的意义,这又符合我们希望向上的本能,从中就会感受到健全的愉悦。

第二,体验到了带着症状也能持续工作,症状的威胁就会减少。患者缺乏自信,消极地认为"什么也干不了",实际上不是不能干,而是"不想干"。

但对于工作,只要体验到了去做就能做成,自信就会油然而生。因头重感而不学习的话,头重感被当做了非常大的问题,并越来越执着与此。但如果即使头痛也照样去学习,感受到了头痛也能学习的体验,对头重感的注意力就会分散。

第三,依靠工作使患者变得外向,认识越会趋向于现实。患者平时偏颇于自我防卫,老是像测量器似地检测自己的身心状态,缺乏对外界事物的能动性。这是他们身上存在的重大问题。

从自我为中心的偏颇中解放出来,转向对外界事物的关心,这对治疗上的意义是不言而喻的。因为直接接触了事物,活动了手脚,这也是最容易做到的,最符合治疗的目的。

游戏或娱乐也能达到这个目的话,我也不反对,并且赞成。但是,不是为了兴趣而去从事的工作,能对打破患者的情绪本位主义起作用。工作是生活的必需内容,为了适应这样的日常生活,应该采取工作为主、娱乐为辅的方针。

再则,由于集体的工作或娱乐,促进了社会化。依靠工作体验到了无偿地为他人作出贡献的喜悦,这对改善自我中心的人格能起很大的作用吧。

能够持续工作的生活才是健康正常的生活。"如果从事健康的正常生活,患者就能变得健康而正常。"——可以说这是神经症治疗上最重要的原则。如果认为疾病没痊愈就不能健康地生活,这个道理在只要是有关神经症的治疗上都是讲不通的。

有个神经症患者,坚信自己神经衰弱,一味地以休养来调养身心,结果生活逐步地退缩,活动范围越来越小,连做点轻微的工作都感到痛苦而不能胜任。

做"十分"工作感到痛苦,就做"八分";"八分"又感到痛苦,就去做"六分";结果又不行,只好做"四分";最终陷入了什么也不能做的终日无所事事的陷阱之中。

我举一个例子,有一位患有社交恐惧和肠胃症状的独身教师,下面是他出院时的日记:

由于多种症状的加重,折磨身心,我一味地认为是因为工作太辛苦,只要工作少一点就能恢复,或者觉得睡眠充分点就会不疲劳。于是不要说延长睡眠时间了,不但不工作连房间也不打扫,最终连自己的床也上不了啦。力气越来越没有,讨厌工作,不快感越来越严重。到底怎么办才好呢,越来越迷茫了。

有许多心脏神经症的人们,格外地担心疾病发作,陷入了封闭的、无所作为的生活之中，但痛苦却在成倍地增长。

最理想的是，在治疗机构内营造一个不是让患者强制劳动，而是尽量让他们自发地去工作的氛围，并指导他们一发现问题就立刻自己去处理解决。

我经常说："看到事物觉得不舒服，这里就有工作了。"比如，看到菊花的茎歪斜着感觉不好，于是就产生了立根支架撑起菊花茎的工作；看到院子里的小径有个水洼，就有了用点土去把它填满的工作。等等。有了这样的认识，随处都可以发现工作，每天忙忙碌碌，日子会过得很充实。这样一来，不知不觉间症状也就远去了。

有时患者会向我抱怨，"这工作没有劲"，工作不是游戏，不能以兴趣本位的态度来对待。工作也好，学习也好不有趣也必须去干。在努力的过程中会形成兴趣，劲头就自然而来。而且工作、学习要从简单的地方先做起，慢慢形成工作势头后再做难的就容易推进了。

另外，为了治病而工作这个念头过分强烈的话，以这种功利思想，全身心去投入工作就十分困难，工作成了苦差使。刚开始时也不能没有工作是为了治病这个念头，但在工作中应把完成工作本身作为目标。

欲望强烈的神经症患者，是为了治病而去工作，所以一旦治不了就认为工作没有意义，或者把这工作和那工作进行比较。这工作无聊，那工作没劲，见异思迁，辗转反复，体会不到工作的乐趣。

我来到院子除草的时候，就既不是大学教授，也不是医生。仅仅就是尽全力除草。不进行除草好还是写书好的比较，也不考虑写稿还是出诊合算。即使最小的事情，因为全力以赴去干，也能品尝出其工作的无穷奥妙。从而使内心外向化，对治疗起到作用。

工作不是机械地去干，而要根据情况的变化自然地去调整。在提高工作效率上多下工夫也相当重要，不但光动身体，还要在工作中对事物多加观察，多动脑筋。

9. 抛弃错误的对策

神经症的患者们,认为自己的神经呈衰弱状态的占大多数,医生也赞同这种看法。嘱咐患者好好安静地休息,让他们服用安定剂或营养剂,这样做可以说无济于事。因为从治疗经验上来说,这样做不符合神经质症形成的根本原因。

患者中有数个月,甚至数年休养的人。越长期休养活动力越变得迟钝,越是空闲越把症状当成了问题,逃避生活不能自拔,症状就难以好转。

肉体上的疾病,根据症状适当休养可能有必要。但不是这种情况的话,无所事事的生活是违背人的自然本性的,因而必然会受到自然的惩罚。这些方面的问题可参考前一章"关于工作"中的有关章节。

与抑郁症的情况不同,大多数的神经症不需要服用镇静剂或精神安定剂,由于暗示的效果,服药虽可能带来一时的情绪轻松,但与根本性的治疗背道而驰。这些状况可以从心脏神经症患者发作时,接受注射治疗,症状即使能消失也根治不了这一点可以观察到。当然对那些不安非常强烈,难以开展精神治疗的患者,可以给以安定剂以便心理治疗的实施,当然这也只是带有辅助的作用。

安定剂会使工作意欲消退,身体变得懒惰,精神恍惚。所以安定剂的使用仅限于个别特殊病例。不过,抑郁症外表看来与神经症很相似,本质上却是不同的,它有时需要大剂量的安定剂。有关这个可参考抑郁症的治疗。

我们必须要警惕的是,神经症的各种症状,如眼睛、鼻子、肠胃、性器官等的疾病,或者与此相关的功能不全,患者都会无端地责怪是由于高血压引起,或是动脉硬化以及激素缺乏等因素而造成的。并且医生也附和这种说法,加上一味相信不负责任的广告宣传,以为治好了这些病,神经症也会好转。而这样的结果,使很多人白白浪费了许多时间和金钱。

认为是眼睛的原因,有的人换了十来副眼镜;误认为是鼻子在作祟,作了五回鼻子手术的人也有;也有人长年服用胃肠药,一次一次注射荷尔蒙。这些现象在神经症者里比比皆是。

如此治疗的效果,即使有效也充其量是暂时的暗示作用,没有接触到疾病的本质,治不好是不足为怪的。

睡眠疗法对某些神经症有效,这也是事实。但纯粹的神经症不是睡眠疗法的适应证。森田起初尝试用睡眠疗法治疗神经症,但失败了。他是通过各种各样的办法才创造出森田疗法来的。

某个治疗家企图用暗示的方法来治疗患者,他让患者默念"我是健康的。疾病已好啦,我充满了精神,什么都不可怕。"等等,但无视事实,就像用盖子盖住马桶一样在自欺欺人。只不过不陷入思想矛盾算是万幸了。

羞耻心是人类都具备的天性,但企图无视这个事实,你即使反复念叨"我没有一点害羞心",害羞这个事实也难以否定,害羞的心理仍然无法和不希望害羞的愿望一致。反而如前所述,构成了强迫观念形成的机理,使症状趋向恶化。

最后对神经症患者进行说服的方法上再进一言,那些不懂症状本质的家庭医生,对患者的倾诉不能理解。常常告诫他们"用不着闷闷不乐,心胸开阔一点",勉励他们"积极勇敢一点",却因相互话不投机而恼火的事常有发生。

看上去患者如此的谨小慎微、软弱、怯懦,家人和医生采取这种态度也确实无可奈何。但其实患者本人内心也非常想开朗,希望自由的行动。他们也盼望立刻能康复,但由于复杂的心理机制形成的神经症症状不是那么容易摆脱的。倒不如说,反而违背了本愿,陷入了越不要去在意,越不要想不开,越不要提心吊胆,却越深地陷入了纠葛之中而不能自拔。他人的劝告反而刺伤了他们的隐衷。

对神经症的说服工作,只有在明辨了神经症本质的基础上,方可解释症状的由来。关于如何从症状中解放,也必须根据实际,具体地来讨论。况且他们本来的素质就一点不坏,因此列举说明他们的优秀本质是很必要的。另外,不但要进行说服,重要的是营造一个能使患者愿意自发活动的氛围,在工作中进行具体的指导也是必要的。

10. 住 院 治 疗

神经症者本人了解了症状的本质,按照书上说的思想准备,不断积累体验的话,理应可以痊愈,已经痊愈的人确实已有许多。由于所处的环境和症状的程度不同,用自身力量治疗有困难的人,最好可以住院进行适当治疗。

对许多人来说,自由自在地在家庭内,容易随心所欲。特别是带有症状的人,在习惯的环境里难以克服对症状的压力,要从不健康的生活中解脱出来不是那么容易的。住院治疗,给这样的人带来一个崭新的转机的刺激。

住院后,知道和自己相同的病的人很多,可以克服认为只有自己患了特殊的症状的差别观;并且看到同病者治愈的情况,会对自己是一种勉励;通过共同的劳动,游戏等生活,能够弥补他们身上的社会性缺乏,对康复起到很好的作用。

> **住院治疗的方式:**

森田首创了如下的住院治疗方式。

第一期　绝对卧床期,五日至一周(详细后述)。

第二期　起床,轻微劳动及观察外界事物等,让其用日记记载。严禁外出、读书等。少许聊天。患者从第一期的寂寞中得到解放,呈有一种欣快感状态。又很快反作用似地会产生各种各样的不满情绪,对治疗持怀疑的人出现。期间在三日至一周。

第三期　让其做略重的工作或进行游戏等,读书亦被逐步地允许。这时期内,让患者不快的情绪归情绪,该做的工作照样去做,他们通过体验认识了工作的乐趣,大大增加了外向的倾向。工作内容诸如:修建院子;工艺品制作;劈柴火;大扫除等等。读书可以挑选历史、地理、传记、通俗的科技书等。其他有共同活动的各种游戏等。时间在一星期以上。

第四期　生活训练,一周以上。根据必要也安排外出,尽量让他们去适应复杂的现实生活。有时也让他们走出疗养所去学校或者工厂参观。

各个期间的长短,依照症状的轻重及劳动强度有所改变,硬性做严密的规定似乎没有必要。除了工作劳动外,还组织集体性的活动,比如:打乒乓,玩小型高尔夫球,投接球练习,或者进行合唱,跳集体舞等。我还每周一次,集合患者们一起,顺应它们的需求,举行各种讲故事活动。

➢ 卧床的意义

神经症患者住院治疗,开始时让其卧床5~7天。这期间应尽量避开刺激,让其在单人房间里静卧,除了吃饭、洗脸、大小便以外,什么也不干。读书、会面、听收音机、抽烟、写字,以及所有一切消遣的活动全部禁止。作为卧床的指示,有如下的几点:

(1) 可以思考所有事情,也可以说能考虑的尽可能考虑。如在意症状的话不妨尽情在意。越痛苦就让它彻底地去痛苦。

(2) 卧床中出现寂寞无聊,想早点结束卧床,或者觉得躺着睡觉很傻等,以及出现怀疑本疗法的效果,想出院等很多思想情绪。不管你有什么样的思想出现,还是让你这样躺着持续去体会。

卧床期间患者的心理表现由于其素质、病情的不同会有差异。但一般的标准状态大致如下:

患者起初有一种接受治疗的安逸感,但渐渐地被各种各样的怀疑所取代,烦闷反而增多了。但是不与其对抗,任其发展下去,根据自然法则又逐渐地沉静下来。因为无聊寂寞感的产生,起床后渴望活动的欲望越发强烈。我摘录一个患者所写的日记,请看如下的经过。

第一天,没有要领,对这个治疗方法感到吃惊。但有些许安心。

第二天,相当的痛苦,有各种各样的烦恼。因此是否能治好的怀疑很强烈。

第三天,

第四天,晚上几乎睡不着,只有白天处于半睡眠状态。

第五天,

第六天,无所可想,漫长的一天熬着度过,只好去习惯。一方面怀疑着这个疗法,一方面着急地等待着允许起床的一天到来。

经我治疗的某个患者,他日记上这么写着,卧床第五天"无聊之极连上厕所都成了享受,这种事情生下来第一次碰到"。置身于这种时候,他们感受到了比起症状的痛苦来,抑制活动所带来的寂寞感更为痛苦。通过这个体验,患者领悟到了无所事事是悖逆自己天性的,只有活动才符合自己的本性。

然而,就在寂寞感的最高潮期,被允许起床。当正处于如同饥饿刺激的状态中,外界有种从未有过的新鲜魅力感。某位患者在日记中这样写道:

如同孩子一般,所见之处都很新鲜。什么都想动手去干。看得见富士山(治疗场所位于高山岭上),看见了公交车,放眼望去,这世上真是美不胜收,如此感受从来没有过……

所有的人未必都有这样的体验经历,但大多结束了卧床后,对回

到现实生活起了助推作用。再则,意志薄弱者、精神分裂症者,或者
分裂性精神病性质,以及忧郁症的患者,一般都坚持不了卧床,或者
也有虽坚持了卧床,却丝毫也感受不到寂寞无聊的感觉。所以卧床
也可以作为检验诊断疾病的一种手段。而神经症患者的大部分,都
具有按照规定完成卧床的意志力。

➤ 关于依据日记进行指导

森田疗法中要求,患者结束了第一期的卧床期后,每天需写日
记。治疗师每天或者隔天对其进行检查,并写上适当的忠告。通过
所写日记大致可以了解患者的生活态度,所关心的事情,以及病情变
化等情况。而且给患者本人提供了口头上难以表达,却可用笔倾诉
反省自己的机会。同时对于给众多人治疗的场合,节省了各个个别
面谈的烦琐。

初期的日记中,患者往往会反复唠叨叙述自己的症状,治疗师对
症状的指导内容可以写得简单些,指导内容的重点可放在关于工
作上。

随着治疗效果的呈现,患者日记所记内容也逐步发生变化,开始
大都记一些有关自身症状或苦恼方面的事,渐渐地关于外界的事情
以及工作劳动方面的记述多起来了。

住院中,症状好转所花的时间因人而异。住院数天就自觉好转
的也有;经过三四十天刚开始觉得好转的人也有。实际上,住院后患
者的内在变化是在逐渐地进行着,而患者由于只拘泥于不好的方面,
不能注意到这些改变。

我们看一下住院中有明显好转的人的态度,就可发现他们已能
很好地顺应现在的境遇,他们尽管还抱有各种各种的疑问,但认识到
既然已经住院,就应按照医生的指示,服从医院的规定和习惯。过分
固执自以为是是不能接受医生的指示的,一味地坚持自己的一套是
难以治愈的。

那些好转的人身上,我们看到他们渐渐地激发出各种各样的生活欲望来。开始过着"这也想干,那也想干"的繁忙生活。如果在住院中能培养成珍惜时间的生活态度来,可以说这大半已经痊愈。痊愈的人经过治疗,即使对细微的好转变化也能感受得到,并因此而喜悦。相反,难以治愈的人,看不见好转的地方,会对尚未好转的地方耿耿于怀,牢骚满腹。

根据住院患者的体验记录来看,治疗需要的时间,大多数五十天左右,少则二三十天,多则六七十天。

外观上有些类似神经症的忧郁症,因为病的本质不同,所以希望以药物治疗为主,附加精神疗法辅助。当然这预先需要专科医生的诊断鉴别(参考下一章第 4 节"抑郁症")。

11. 治疗效果及其他

用森田疗法治疗神经症的业绩,已有各位专家发表。但是痊愈或好转的程度,比较难以客观又严密地统计,所以只好把大致的治愈率做个平均的估算,住院的情况:痊愈率大约 60%～70%;好转率大约 20%～30%;未愈率大约 10%～15%。

顺便提供高良兴生院的住院治疗成绩,非常满意。

从痊愈和好转的病例来看,住院一般需要四十天左右。未愈的病例相比较显著地少,而且他们大多中途出院,如把中途出院的人除去,痊愈和好转的比例还要提高。

好转者,即使有某种程度的自觉症状,但已经没有以前那样明显影响生活的障碍了。他们中的很多人,出院后经过数个月达到痊愈状态的也不少。

再者,用种种测试来比较治疗前和治疗后的状态,改善的状况虽然不能具体说明,但用数字也可表示出大致情况。这些测试里包括,向性指数,罗夏测验①等性格方面的测试。变化数据由慈惠会医科大学、高良兴生院作了统计,表示患者住院前和出院时的向性指数。

向性指数越大表明外向性程度越高。大多数的患者出院时的指数都比住院时要提高,可以证明通过住院治疗一般外向性都得到了改善。

关于神经症的痊愈状态,虽然在前言里已经叙述过,因为这尤为重要,故在这里再一次强调。

对神经症的痊愈状态,曾有过若干误解。比如,认为社交恐惧症一旦治愈,与人交往关系中的抵触感、拘束感都应该完全没有了。其实作为正常人,有某种程度的社会恐惧心理,是我们生活中所必需的。恐惧症治愈了,这种心理也不可能完全没有。我们可以从喝醉酒的人身上看到社交恐惧心理缺乏的后果,这绝对是不正常的状态。当事人尽管很舒畅,超过一定限度就会被认为是反社会倾向。偶尔为之,可不作计较。如果长期持续这种状态的话,肯定会被社会所抛弃。

躁狂症的焦躁状态(如喧闹不止)也类似这种情况,他们失去了对他人的畏惧,不遵守礼仪,想说的话,毫无顾忌信口胡说。本人看似洒脱豪爽,但严重缺乏了社会适应能力。

表1 高良兴生院住院治疗成绩(1949—1952 年,212 名)

	普通神经症	焦虑神经症	强迫神经症
痊　愈	24(66.7%)	24(68.6%)	56(39.7%)
好转(缓解)	10(27.8%)	11(31.4%)	75(53.2%)
未　愈	2(5.6%)	0	10(7.1%)

① 瑞士精神科医生 Hermann Rorschach 创立的一种性格或精神状态诊断法。——译者注

表2 住院或出院时的向性指数的变化（安田）

	人员	住院时的最高或最低向性指数	住院时平均向性指数	住院或出院时的向性指数的平均差	出院时的最高或最低向性指数	出院时平均向性指数
社交恐惧症	52	20～124	70.4	29.2	36～162	97.9
社交恐惧除外的强迫神经症	14	56～128	83.7	35.4	86～162	119.1
普通神经症	13	60～110	79.4	24.9	76～136	104.4
焦虑神经症	11	38～110	79.7	37.1	98～150	116.3

社交恐惧症的痊愈，意味着社交恐惧的束缚摆脱了，但并非是作为人应有的对他人的关怀，某种程度对人的紧张感都完全消除了。所谓束缚的摆脱，也就是对人痛苦的、不断的预期恐惧解消了，日常生活中的过度的紧张感没有了。社交恐惧心理保持着适度的正常人的程度，对此不作为特别的事来意识它了，以便能够协调地处理人际关系问题了。

与此相同也可解释其他的症状，疾病恐惧症痊愈后，对疾病的警戒心不是完全没有了。如果真是这样，那就变的日常的卫生也不要了。不洁恐惧症即使治好了，也并非彻底没了讨厌不洁的心理，只是这种心理不会再给日常生活带来妨碍了；不完全恐惧症治愈后，追求完美的心理也并非完全消除，如真的没有了，对工作也就敷衍了事、不负责任了。

社交恐惧也好，其他的恐惧症也好，实践已经证明，治愈的话，原本那些好的性格因素对日常生活会带来有利的作用。因为本来就是生活上的良性的因素，只因为被束缚住了，使负面的东西占了主导地位，一旦束缚解消了，原本的良性的方面就显露在了表面。

第五章 | Chapter 5

各种不同类型的症状

1. 普 通 神 经 症

> ### 神经性失眠症

睡眠,见之于高等生物,与食欲、性欲一样,是高等生物本能的一种表现,是大自然赋予的一种休息方式。睡眠期间,体力的消耗极小,可以积蓄能量。从专业角度上讲,睡眠期间同化作用要强于异化作用。成长期的幼儿在同化作用下,必定在不断地长身体,因而睡眠时间应该比成人长。而成人不再长身体,仅仅是补充平时的消耗。因此,睡眠时间不必如儿童那么长,顺其自然地睡眠即可。健康的人总能有比较充足的睡眠。然而,为何还有人诉说自己失眠呢?

失眠者中,大部分都有神经症方面的问题,暂且把它称之为"神经性失眠"。在此并不涉及各种兴奋性的精神障碍和抑郁症,以及其他一些因器质性疾病而伴随的失眠。

对于失眠,如果还没有感觉到痛苦,而仅仅想睡觉的失眠者来说,还是很幸运的。然而,只要一到夜晚,就会担心今晚还会不会失眠,具有这种不安情绪的人,他们把应该睡眠的时间看成是一种恐惧的事情了。

为什么会有失眠症呢？从人类本能的角度而言，与食欲、性欲一样，睡眠对身体来说也是必需的。正因为睡眠是那么重要，因此睡眠不足往往会引起问题。

第一，睡眠可以暂时地逃避和忘却种种不安和痛苦，有这种心理状态的人就会贪图睡眠，这也是会陷入失眠恐惧症的原因。

再者，招致失眠的原因是各种各样的，心理的因素就是其中之一。或因一项突然事件的发生，或因一项事件的成功而引起了兴奋，或因心中担心某个事件，或因饮用过量的茶水和咖啡，或因白天睡眠过度，或因睡眠场所的变更。这些都有可能造成入睡困难，我们每一个人也都会有这样的经历。

一般的人也有不能入睡的情形，这是一种暂时的现象。如果把一时的失眠看成是一个重大的危害，或担心失眠会造成身心衰弱，这种担心越发严重入睡就会觉得越发困难。久而久之，能不能入睡的问题就成为失眠恐惧症。失眠的时间会比主观感觉的要长，不会把似睡非睡的时间看成是睡眠的时间了。对于时间长短的判断是具有主观意志的，愉快的时间总感觉过得较快，在寒冷的季节里在车站上等候电车总会感觉时间是漫长的。熟睡的过程是一个无意识的过程，失眠的人只会感觉到失眠的时间是很长的，即便是睡着了，失眠恐惧症的人也是感觉不到的。

在此，必须注意到的是，失眠恐惧症的人只是希望能睡更多的觉。夜晚早早地上床，早上又迟迟不起，一天在床上十个小时以上的大有人在。一般地讲，成年人一天有四五个小时的熟睡眠时间就可以了，之外还有浅睡眠和不眠的时间。也就是说，如果把在床十个小时中的四五个小时浅睡眠的时间都看成是失眠的时间，那感觉一定是非常漫长的，似乎是一个整夜没有睡觉似的。

这些人对自己睡不着有着强烈的不安情绪，把听到打钟的声音作为自己没有睡着的证明，浅睡眠期间听到了钟声，他们就深信自己完全没有睡着过。

在对失眠患者的治疗中,有着各种各样的例子。在被我治愈的失眠患者的病房里,有一次下午吃点心时,同病室的另一位病友说:"昨夜,你一睡下就呼呼打鼾,我则根本无法入睡。"听到这失眠患者惊讶地说:"那不可能,我是到天快亮时才睡了一会儿的。"虽然是这样反驳,但因为有其他人的证明,他才不得不承认。

还有一位失眠患者,在入院时诉说平时入睡非常困难,每晚到一点左右还是不能入睡。有一天晚上十一点左右,我进入病房检查,见到该人正呼呼地酣睡着,就悄悄地从他的枕头底下拿起走了他的一本书。第二天早上,该人又说,昨夜我又无法入睡,直到一点过了才睡着。

类似的情况还是不少的,我们教研室的堀田繁树先生也曾做过类似的实验,证实了这个现象。

夜间每隔三十分钟,从隔壁房间呼叫就寝的失眠患者,根据答应时呼叫的次数来测量其睡眠的深浅。呼叫一次二次就答应的,应该认定是浅睡眠;五次六次以上才答应的应该属于深睡眠。

由此做出失眠患者睡眠曲线,其中大部分(二十例中有十八例)与正常人的睡眠曲线大致一样。然而,当第二天早上去询问,回答都是昨夜没有睡好。

根据近来的脑电波测定,可以更加科学地描绘出那些人的睡眠曲线。我们教研室的远藤四郎先生对于神经性失眠症患者处于被窝中的脑电波、血压、脉搏及眼球转动等与睡眠持续时间和睡眠深度进行了测量。可以证明,睡眠时间的客观测定值都比本人诉说的要长些,这个已被写进了森田的理论中。

然而,即使有了这样的证明,也不容易得到患者的认可。这个情形与梅毒恐惧症的患者无论经过多少次血液检查证明无毒,他们仍不放心有相似之处。

伴随着失眠,有患者声称夜间梦多,做梦是浅睡眠的一种表现。

这类患者十分注意梦,将梦中的情形逐点地都记忆了下来,因此他们做梦就多。正常人即使做梦也不会多加注意,不久就会忘记。有时我们夜间醒来,一想刚才似乎是在做梦,那可能只是一般的梦。对于这种现象加以记载,完全可以理解为这是梦的研究者的一项工作。然而特别在意梦的人声称梦多,似乎也就是在做与他们相同的工作。

再者,如前所述,神经症的人较长时间地贪恋卧床,浅睡眠的时间又长,梦多也是可以理解的。再加上有不安定的心理,常见不祥之梦也是情理中的事。

总之,神经性失眠症和多梦都只不过是一种普通的生理现象,至于把它说成是什么病,或在健康上有多么不利,那是言过其实的。但是,在卫生知识和通俗医学知识普及的当今,却仍旧越发严重起来。这是由于某些医学工作者对于患者的不安心理没有加以说明,反而过分地强调了失眠的危害。有一位学者,从动物的实验中做出推论说,与饥饿相比失眠更能使人早亡,那就越发加强了神经症的人对失眠的恐惧感。

我们确实没有看到因失眠而死的病例。饿死的情形是有的,人类因失眠而死是没有的。为什么呢?人类不进食不免要饿死。但是在绝对要睡眠的状态下如果仍然不睡,无论怎样坚持也是不可能。

给动物以刺激,不让其睡眠以至死亡是有的。但是我们人类还没有此类的事件发生。战场上常有不能休息与睡眠,在子弹飞来飞去的场合中,只要有一个小的休止时间士兵就会立即睡着,还会有一边行军走路一边就能睡着的情形。当睡眠确实是必需的时候,即使没有适当的睡眠环境,人类还是会睡着的。

如果失眠症的人深信失眠带来的危害。那么,日常生活中种种不愉快的状态就都与失眠有关了。想到昨夜没有睡好,今天身体就会感觉不好,各种自我暗示的症状就会出现。头重脚轻、浑身无力、走路不稳、疲劳头痛、心情郁闷等等,都被认为是源自失眠,几乎所有因失眠而造成的神经症症状都会产生。

那么，对于此类神经性失眠症应该如何处置呢？对于能够理解的患者，在时机较好的情况下，尽可能让其了解上述情形，让其从失眠的恐惧中解放出来。也有经过一次诊疗就减轻了其数年来失眠痛苦的病例。在神经症中，让其知晓上述情形，对治疗也是大有帮助的。

另外，尽量做到夜间卧床时间限定在七八个小时之内，之前就先给出不能长时间卧床的说明，缩短卧床时间一开始会有痛苦，因为想到睡眠不足，早上无论如何也不肯起来。重要的是，要排除这个障碍坚持这样要求。

我曾治疗过的一个青年，说因为入睡困难早上总是勉勉强强地才肯离床，两年半来早餐基本不吃，入院时还是不能很好地入睡。我则强烈要求他，晚上十点过后才上床，早上六点就起床，白天让他做一些日常生活的体力活动。一开始该人有些怨言，经过二十天左右的时间，终于治愈了他的顽固失眠症。

卧床时一直想着"睡着，睡着"，这种不安情绪越是强烈就越是不容易入睡，这种努力往往不易成功而且会适得其反，还是应该顺势而为好些。能睡则睡，不能睡不可强求，身体躺下总是在休息，强迫自己睡觉是不行的。总之，睡眠的事还是应该顺其自然，内心离开睡眠的欲望，顺从自然的要求，瞌睡就会水到渠成地到来。

西洋人中，有人卧床就以看圣经来替代睡眠药。阅读圣经不会有什么强烈的刺激，对于有信仰的人来说有一股吸引他的力量，阅读之中内心就平静了下来，也就离开了是否睡得着的想法。与漫不经心或左思右想的状态相比，让思想在一定程度上集中起来会有效果。

我在上床之后，有阅读一些自然科学方面书籍的爱好，看这方面的书有一定的兴趣，但不会引起兴奋，在数页的阅读中就会自然地进入了睡眠。

还有，就是起床以后不要过多地顾及昨夜睡得怎样啦，身体又有哪里不舒服啦，尽可能地活动一下身体，不妨也可做些工作。这样失眠及失眠的恐惧感就不会再有了，适当地疲劳后睡眠感就会随之而来。

在失眠症病人入院治疗痊愈后，有人发出惊讶的感叹。有一位妇女曾经说："在我睡觉期间医生在使用什么魔法了吧。"由于心情发生了变化，任何人都是有可能治愈的，难以想象也是不足为怪的。要强调的是，仅仅只有心情的变化并不能治愈失眠。

服用睡眠药和精神安定剂，对于神经性失眠症的治疗是根本起不到治疗作用的。同时经常服用睡眠药还是有害的，所以对于神经性失眠症还是避免服用为好。至于神经症之外的忧郁症和其他精神障碍伴随的失眠症，服用一些精神安定剂还是有必要的，当然这还应该经过专门医生的诊断。

初一看来，抑郁症与神经症有相似之处，但是病症不同治疗也应该是不一样的。对于抑郁症，使用药物等物质方面的治疗是必要的，对其他各种失眠症要避免剧烈的外来刺激，如音响及时钟的声音。其他疾病如结核病也常伴有失眠症状，一定的体力活动和保持一个安静的环境也都是必需的。因为病人以前的生活不很正常，所以根据以往的症状做些轻微的工作，包括不伴随运动的精神方面的工作都是合理的。

在对长期慢性病患者治疗的时候，若加入治疗神经症的原理，对于慢性病的治疗是大有帮助的。

➢ 头重头痛、眩晕耳鸣、感觉异常、脑子模糊及其他

头老是感觉很重，好像一个重物压在头上；脑子好似被浆糊糊住一般；感觉好像有一个异物掉进了脑子里。或者说，头非常钝痛，脑子好像发呆了，也搞不清楚自己到底在干什么；自我感觉似乎与外界脱离了；心中感觉堵得慌，有时分不清左右，等等。经常会听到诸如此类的诉说。

这种症状已经束缚了注意力，常在自我暗示、精神交互作用下，

在情绪失调、自主神经失调的情况下发生。与器质性障碍的症状不同，用脑电波做精密检查也没有发现什么特别的现象。

慢性的头重与钝痛是神经症最为常见的症状，是一个难对付的病症。如果受了冷空气，或者在阴沉闷热的天气里也有人容易发生头重头痛，但它们的本质是不同的，在某种刺激下容易发生头痛的人，不一定是神经症的慢性头重头痛。神经症在本质上有微弱的抵抗外界作用的倾向。

我在高中年代里也曾有过头重感的苦恼。当时认为是肥厚性鼻炎的原因，经鼻子治疗后效果也不明显。若戴了帽子头重感就会加剧，所以步行时只能将帽子拿在手中。常常因为头的感觉会分散注意力，身体稍有不舒服头痛会被扩大全身更受拘束。总想如果头的感觉好一些就能更好地学习了，但学习还是不顺利。一味向往理想的状态只会加重症状，最终头重感未见得减轻。现在呢，我明白了在什么情况的刺激下会产生头重感。虽然不是慢性的症状，偶尔也有头重感觉，因为并没有感觉到被拘束，所以对日常生活也不会有什么影响。

癔症性质的头痛表现就很激烈，有持续发作的偏头痛，这时药物治疗就是必需的。神经质症状的头痛多数并不强烈，不是持续的，是慢性的，也不必给予药物治疗。

眩晕也是神经症状的一种常见现象，与器质性疾病不同的是，即使暂时不予治疗也没有恶化的危险。但是因患者心中不安也发生过因此而晕倒的事件。有一位妇人产后体力尚且虚弱，就大胆地搞起了大扫除，当站立起身时突然发生剧烈的眩晕，接着就头晕倒地。还有一个学生在柔道比赛后就去喝酒，之后又下了围棋，当站立起来时就感觉有眩晕的现象，这个情况下发生脑贫血的可能比较多。神经症病人的眩晕有内向化的表现，失去了与外界的协调性。可以认为是由于心中不安、身体晃动、眼球远近的调节不顺而引起的一种症状。

耳鸣是神经系统器质性病变的一种表现。而神经症状就没有什么器质性病变，无论是谁只要注意倾听就会听到声音。电车戛然而止时如发生耳鸣，这是电车的噪声作用于兴奋中的听觉器官神经的关系，是因为噪声的急骤停止而残留在兴奋中的听觉器官的声音所致。这种轻微的耳鸣，无论是谁只要在安静的状态中，给予注意就能听到。神经症的耳鸣受到了这种情况的影响，有发展为慢性的麻烦。

头脑感觉模模糊糊也是神经症病人的一种多见症状，此时无法注意外界的情况，脑子好像有发呆的感觉。一般地来说，我们的精神在与外界接触中总处于灵敏的状态，而当不与外界接触时，就会相对模糊。神经症病人总是过分地注意自己的状态，意识上产生朦胧的感觉是理所当然的了。

其他还有，如不能正确地判断外界；不能正确地认识自身；对现实也没有正确的感觉等等，这些情况可以用一个术语来表示，就是人格解体，是抑郁症的一种表现，也可能会引发成某种早期分裂症。神经症也把此类症状作为主要的症状，特别是那种人格解体神经症，这时一定要用药物进行治疗，是可以通过治疗痊愈的，前面体验记中记载的第二十例就是经过七十天的治疗而痊愈的一例。

➤ 疲劳亢进　效率减退

手持重物的时候，由于持重物的手疲劳而终究不能坚持到底，这是手上的肌肉疲劳的缘故。肌肉持续地运动，疲劳终究会发生的。一旦得以松弛，这种疲劳也比较容易恢复。只要疲劳能恢复，长时间持续地作业应该也是可以的。

与真疲劳有所不同的是一种叫"倦怠"的感觉。持续不断地总是进行同一样工作就会有倦怠感，这个倦怠感与真的疲劳是不一样的。如果做一项蛮有兴趣的工作，就不容易出现倦怠感，而从事一件不喜欢的工作倦怠感就容易产生。阅读一本喜欢的小说即使夜深了也能继续下去，实际上已经疲劳了，但是不会产生疲劳感。解一题不喜欢的数学题一个小时不到就会感到厌烦了。

神经症的病人总把倦怠看成是疲劳,而且特别容易疲劳,总认为自己神经衰弱,身体什么地方有了什么毛病。这类病人在学习或者工作开始之前,就已经担心会疲劳,由于心中早就存在着这种不安的情绪,不久就会有了倦怠的感觉,病人当即就断定自己疲劳了,逐渐地也就认定自己是弱小的。前面记述的青年,就是一位被疲劳感折磨的病人,在四年的时间里没有真正地做过一项工作。在入院的三十六天的治疗中,完全解脱了疲劳感的折磨。即使有了一些疲劳,但由于经过实际体验,知道自己仍是可以充分地活动的,因此也就认清了自己并没有什么神经衰弱。

另外,还有一种叫做"效率减退",这与前述几乎是相同的问题。人类的活动中存在着大小不同的波段,即节律,波段在上下不停地交互着。在一天的时间里,或者在一个小时的时间里,甚至在一分钟的时间里,都存在着紧张与弛缓的不同波段,这个现象在实验心理学中得到了证实。在静止的状态下,我们会感觉时钟的声音有时高有时低,实际上声音并没有高低不同,而是我们注意力的紧张与弛缓的节律不同的原因。克雷佩林(1856—1926,现代精神医学基础的奠基人、德国精神医学者)运用连续加算法,可以计算出效率连续的波段。

我们在做不喜欢的工作时,开始一定是不感兴趣的,工作进展也不顺利。有时候在继续进行的过程中,会不知不觉地喜欢起来而把原来的想法给忘记了。也有进修老是进行不下去,厌烦得想停下来。正常人对这些情况都是可以理解的,之后也不会出现什么问题,只是在心情好的时候继续做下去,心情不好时不做便了,不会有什么大的妨碍。而那些喜欢追求完美的人,总希望达到高效率的境地,稍有不顺就心烦气躁,越发不能投入当前的工作。总觉得以前什么事情都是顺顺利利的,现在非常不顺,为此而烦恼不已。这种人总是追求最高的标准,觉得平常自己什么都可以,现在什么都不行了。

我曾治疗过的一位优秀的学者就是一例。数年来一直说自己效率在降低,最后又说,自己已经无法进入"三昧境"了。所谓"三昧境"就是专心致志的状态,好像孩子如痴如醉般地在玩游戏,又如垂钓爱好者在凝视着水中钓线上的鱼饵一般。这个时候,已经毫不理会自己当前的状态,处于一个无我的境界之中。刚才还处于"三昧境"嘛,怎么现在却不能呢?这个恰如在熟睡之中,却无法自我感觉到熟睡是同样的道理。刚才所说的那位学者,认为不达到"三昧境"就不能提高效率,因此在面临工作时就会纠缠是否达到"三昧境"的问题,也就是只注意了这个"三昧境"方面的问题,工作反而不能顺利地进行下去了。

只有在心情处于自然的状态下,见到云就是云,见到花就是花,"三昧境"在一定的时间就会到来。"心静自会凉"指的就是,暑热也罢,寒冻也罢,辛苦也罢,心中的欲望只能在自然的状态下才能实现。

➤ 肠胃神经症

肠胃在精神的影响下,会导致其蠕动及消化液分泌量的变化,这个在以往的经验和实验中已经得到了证实。很久以前有过这样一个实验,将肉放置于狗的面前,它的胃液就会逐渐分泌出来,如果由于猫的干扰狗儿发怒,胃液就会停止分泌。

有一种症状称为"食品过敏"。只要吃进某种食品就会出现恶心、呕吐、胀气及腹泻等症状,其实不一定真是食品的问题,"只要吃了这个食品就会有症状",只不过是一种自我暗示,实验能够证明这个现象。另外,吃了那个食品就呕吐,如果不知道吃的是那个食品大多不会呕吐,这就说明了,不是因为吃了这个食品,而是因为给他看到了这个食品才引起呕吐的。从 X 光照片中,就能清楚地看到由于"给他看了"这个暗示,才引起了胃的异常蠕动。

这就是肠胃神经症,是一种慢性病,用药不易治愈。它有各种不同的症状,因为吃了某种食品会较长时间地引起胃部不适,腹胀,一吃就会恶心,腹痛,肠胃有声音,也有的易便秘,也有的易腹泻,也有的易胀气,还有消瘦等,各种症状因人而异。

这一类人对食品过分敏感,总担忧消化不良。就逐渐减少了进食,也有的只吃一些粥、稀饭之类的食物。因此大多消瘦,显示出无力气体质的特征,不大参与运动,肌肉与消化器官也有明显的失用性萎缩。

这一类人大多胃部的 X 光照片显示胃下垂,当然也有不下垂的。在胃下垂的病人中也不一定都有上面所记述的症状,有胃下垂并且有上述症状者,经过神经症治疗是完全能够治愈的。

在胃张力缺乏的人当中,属于肠胃神经症的比较多。在对这类病人治疗时,先决条件就是要运用比服药更为重要的神经症治疗的方法。在高良兴生院里治愈的一位患者就是一例。由于长年腹泻、便秘和腹部不适,因而很少进食,体重降至三十八点五公斤,瘦得皮包骨。经过不到三个月时间的治疗,并没有吃药体重已恢复到五十六公斤。

对于这类患者,即使有上述症状也只需吃普通食物,进食量应该逐步增加,重要的是应该逐步地要求患者做一些体力工作或运动。如果让他过着完全像病人的生活,终究是难于治愈的。同时在肠胃神经症的治疗时,其他神经症的治疗也要一并进行,这是铁定的规则。

➤ 劣等感

性格内向的人会非常注意自己的身心状态,会强烈地关注自己的缺点及思想。结果就会被慢性的劣等感所折磨,认为无论在什么方面自己都比他人差,本人显得不机灵,做事也马虎,没有执行力,基本没有社交。也有的人平时就面容萎靡不振,与亲属之间的关系也相当不好。

必须指出的是,神经症的人,只要不是特别的,多多少少地都会主观地夸大自己的缺点,因此都认为自己有劣等的感觉。

例如有这样一位，只是认为自己的眉毛难看而不肯在人前出现。还有一位，因为自己的手掌容易出汗而不与人握手，也有的因为自己脸部皮肤容易发红，或者因为自己头比较大，或者因为自己的数学不好，或者因为自己的运动神经反应不快，等等原因，由此就认定自己全部不如他人。这种思考方式，就是神经症的劣等感。正常的人多少总会有些缺点，但会自己努力去克服这些缺点，不会把这些问题看得如此重大。

因此，对于被神经症劣等感折磨的人，我们要迫使他们参与各种工作，在实践中说明他们并不比正常人差。让他们知道自己并不劣等，而劣等感的产生是因为他们的完美欲比较强，而往往夸大了自己的弱点而造成的。真正劣等的人，是不会介意这些事的。而感叹自己劣等的人是因为强烈地追求完美，就如求生欲望强烈的人对于死亡也会抱有强烈的恐惧是一样的道理。

在被劣等感折磨的人中，也有觉得自己拉锯子也不如别人。其实，在这个情况下，他是以自己第一次拉锯子与他人可能已多次拉过锯子的人进行比较，他没有认识到自己这方面差劲是因为没有经过练习而造成的。还有，不知道他人也有烦恼，总觉得他人都是高高兴兴地在工作、学习，而自己却非常痛苦，认为自己脑子不好使。在劣等感的束缚下，自己也不想去努力地再试着做一下。因为痛苦，因为劣等，因为没有能力，所以一出手就会丧失信心。

在一些有劣等感的人中，也有一些想往向上的人，对自己也有高的要求，但拿这个要求与自己现在的实力相比，发觉差距实在太大，就产生强烈的劣等感。更为实际的是，应该把对自己的要求放在自己的实力之上，这样通过努力就能够获得成功。

劣等感并不一定都是有害无益的。世人中有因为劣等感的刺激而奋发努力者，就是因为劣等感起到了激励向上的作用。

古希腊的狄摩西尼正是因为克服了口吃的毛病才成为雄辩家的，野口英世博士出生在贫困的家庭，幼年时因手部烧伤致残，但这反而成为他奋斗的原因。

正如前面所示，过分地夸大了自己身上存在着的弱点，并把这个弱点看做是自己的全部而断定自己是一个无用之人，这就是神经症症状的内心症结。目盲者能成为大学问家，成为音乐名人，中学时代不擅长数学而未能及格者可以成为一流的雕刻家，学校期间成绩不好，并不表示没有能力。

我所熟悉的医科大学的毕业生中，有人正在经营一所大的医院，该人在学校的读书成绩并不是很好的。成为一名学者可能不合适，但成为一名经营者，或者成为一名开业医生应该完全是可以的。

要清楚地认识到，夸大自己身上部分的弱点，把它看成是自己的全部而断定自己是一个无用的人，这是神经症的一种思维方式。

➤ 与性有关的症状

在泌尿科求诊者中有不少人有着与性有关的神经症症状。有疾病恐惧感也有性病恐惧感，在此暂且略去。此外，与性有关的症状均有实例，列于下表，除了主要的症状外，必须要注意还伴随着的其他症状。

青少年中还有多见手淫恐惧感，可以这样说，没有手淫恐惧感的单身青年是很少的，应该避免过度地的行为，此类人受这种恐惧感折磨易产生神经症症状。

与性有关的主诉一览表

序号	年龄	主　诉	伴随症状
1	32	阳痿	心悸亢进，失眠
2	29	阳痿，局部异常感	疲劳亢进
3	27	性器官短小感，早泄	易疲劳，担心
4	27	早泄，梦遗	赤面恐惧感，面部歪斜，出汗
5	20	性器官短小感，梦遗	心悸亢进，耳鸣，倦怠，头有朦胧感

(续表)

序号	年龄	主　诉	伴随症状
6	17	梦遗,遗精	麻风病恐惧感,出冷汗,担心被害
7	28	性器官短小感,阳痿	杂念恐惧,社交恐惧,心中不安
8	30	手淫恐惧感,老是注意性器官	红脸恐惧感,疲劳感
9	34	性器官短小感	头有朦胧感,对人恐惧感,疲劳亢进
10	34	性器官短小感	担心,易疲劳
11	20	性器官短小感	
12	22	局部不快感,老是注意性器官	性病恐惧感,不能工作
13	21	性器官短小感	疲劳亢进,心悸亢进,多梦,注意分散
14	19	遗精,梦遗,手淫恐惧感	对人恐惧感,担心被害
15	26	阳痿,手淫恐惧感	结核病恐惧感,头重感,胸中苦闷
16	26	手淫恐惧感,早泄	工作不能持久
17	19	手淫恐惧感	工作不能持久
18	29	梦遗	对人恐惧感

从统计方面来看,单身青年有手淫行为是普通的事,这并不算是病。通俗医学读本里记载着手淫的危害,使得青少年感到困惑。青少年对性有着较强的要求,但是一方面痛感到它的危害(事实上并无危害),同时又苦于不知道如何来停止这种行为。实际上,与手淫无关的各种身心方面的弱点都可能是手淫的原因,还有遗精、梦遗基本都是类似的。

认为一滴精液相当于几十克血液的讲法是不对的,有些青年也由此被吓住了,也有青年错误地把勃起时前列腺的分泌物也误认为是宝贵的精液了。

有一位二十五岁的青年曾经访问过我,他是一名在社会上勤工俭学的学生,四年前开始受到遗精恐惧感的折磨,学习与工作都不能顺利地进行下去了。该人经常梦遗,勃起后龟头上多少总有些黏液。他总是担心着,那么宝贵的精液失去了一滴就会消耗大量的精力,因而日夜为此感到恐惧。终于因受到一些刺激,例如听到了工厂的汽笛声,电车行驶的声音,或者是汽车的制动声就会胆战心惊,正巧这个时候又没有精液漏出,就会感觉非常恐惧,工作根本无法进行下去了。

该人在阅读了我的书后有所感悟,只经过一次治疗,他就说世界真的为之一变。其实不是那么快地就能治愈他的病,而是患者只要知晓疾病的本因,并能有一个正常的思想上的准备,此病是一定能够治愈的。

此外,还有以睾丸、阴茎受到压迫而产生的心理疾病,或者因为性器官有恶臭而被人讨厌的病人。在众多病人中,也有因性器官发育不良而为性器官短小而苦恼的病人。

这类人认为性器官是男性的象征,性器官雄大就最为男性强壮,若短小人格也因此而软弱。不仅自己关注性器官的短小,还恐怕被人发现,也就不敢去海水浴或浴场,也有人有结婚后会因此而被轻视的悲观思想。有人若与公司同僚一起去温泉就会感觉非常恐惧,一起入浴担心自己的性器官会被他人看到。

我看到过此类人的性器官,发现基本都在正常的生理范围之内,异常短小者一例也没有见到,要完成男性的功能应该没有什么问题。这就犹如人的耳朵、鼻子大小都不完全一样,但功能上都不会有什么障碍是一样的道理。如果听了这些话还是不能理解的话,那就是强迫观念的特征了。

此类人中有人去接受性荷尔蒙注射的疗法,但因为不是荷尔蒙不足的原因,所以也没有什么治疗的效果。对于这种强迫观念,必须接受神经症疗法方可有效。

性不能(阳痿)的折磨是严重的。从医学上来讲性不能不是单一原因引起的,脑及脊椎器质性的疾病、内分泌障碍、药物及酒精的慢性中毒、糖尿病,抑郁症等都可能是病因。还有,生来欲望低下者,或者单独时也就不能者。但是,到我们这里治疗的大多数的性不能患者,如单独一人时性机能仍能充分发挥,性交时却成为不能,对于当事人来说是非常遗憾的事,只不过他们是从精神上开始而逐步变成为神经症疾病的。

这种从精神上开始的疾病真正的原因是什么呢? 神经症的人在初次与异性接触时,因为心中不安而畏首畏尾,由于大脑受到抑制局部便不能充血勃起,由于自我感觉非常没有面子心中越来越焦虑,就逐渐地萎缩下去了。在以后的机会里,由于上次有不能的经历心中不免担心,结果还是不行。由于这种条件反射最终形成了不能。

另外,还有些原本没有这种障碍的人,或者是由于不安定的环境,或者是喝了过多的酒,有过一次不能的经验后,下一次也可能因为预期的担心而陷入慢性的不能状态。

有一位青年有着这样记述:"结婚四个月中,每当要进行时总是萎缩而不能。看来痊愈的可能性是没有的了,因此写下自己不能的证明书,以此来证明妻子的身子是清白的,并且在报纸上也做了广告,说明自己不能妻子是干净的,并考虑全身而退安度余生,云云。"

因为他本人是药剂师,已经给自己注射了数百支的荷尔蒙,但没有效果,随后进行了五个月的神经症治疗而被治愈。这就可以充分理解他的不能完全是由于精神上的不安而形成的。妻子也非常理解,最终在齐心协力下自然而获得了成功。一次成功后恢复了自信心,之后都能顺利地进行下去了。

青年若与异性同床,无论碰上什么情况都要自然地唤醒本能,最终还是可以成功的。"好的,就这样……"这是摆脱神经症束缚的方法。

年轻时代若到达性高潮有提早的倾向,有些男性也往往苦于其中。有人把这个称之为神经衰弱,实际上还是精神方面的因素为多。这一类人，性交时担心过早结束，焦虑的注意力都集中在性器官的端头。由于注意力过分地集中，那里的感觉就越发强烈，这符合一般的规律。性器官也就越发过敏，终于与意念相反而早早结束了，没有迂回的余地了，如果注意力能转移到其他地方的话，那就可以保留更多的时间。可以说，随着年龄的增长，还有各种各样调节的方式……

再者，因为与性有关，有人总以为自慰行为被他人知道是一件烦恼的事。这类人曲解了他人的意思，对自慰行为的讽刺与挖苦仅仅是着眼于男女关系的考虑而已。

➤ 颤抖恐惧感、书写痉挛、职业性痉挛

由于神经系统的器质性病变，身体的某个部位会发生颤抖，会引起小的痉挛。但是仅仅是精神因素而不是器质性原因引起的痉挛会更多些。

这种由于精神原因引起的颤抖，一般在特定的场合具有一定的特征，与器质性的疾病是不相同的。例如，有人在做细小手工工作时手并不颤抖，却有在写字的时候手会颤抖的书写痉挛。单独一个人时身体不会有什么颤抖，而出现在他人面前时会有身体的颤抖。与此相反，脑炎后遗症病人常见的颤抖，就不会发生在特定的场合，在普通场合里也会伴随其他动作出现。

颤抖多与人的职业有一定的关系。写作的人常患有书写痉挛，音乐教师演奏小提琴时手的颤抖，商人在打算盘时的手的颤抖。这些都是职业性的痉挛。这些颤抖因与职业的关系十分紧密，是由于紧张的原因而引起的。另外在一些有兴趣的场合中，若有偶尔的颤抖，不能认为是什么问题。

在兴生院治疗的有一个病人，他是一位地方的邮电局长，起因是在元旦集训给部下讲话时，由于紧张身体不断颤抖，他认为这是一个丑态。之后若出现在人前时，就对颤抖产生恐惧感，过分地想不要颤

抖,结果抖得比平时更为厉害。初次对他进行诊疗时,他把腰抵住椅子两手撑住桌子,总算才止住了颤抖。

一个公司成员在处长面前写字的时候,手老是发抖而成为书写痉挛。一位中年绅士,有一次与朋友喝酒,在给艺妓斟酒时手发抖,由此受到朋友们的奚落而深感无奈,从那以后在宴会中持酒杯的手就一直颤抖,结果杯中的酒也洒落出来。出席日本式的宴会是件痛苦的事,无论是去宴会之前或在宴会中自饮,都要喝到醉酒才能罢休。

对于本症状应该有这样的认识,首先要了解本症状形成的一些关键,不要拘泥于一些局部症状的治疗,在症状出现之时,想要求身体全部正常,但颤抖的症状及失调并不是今天才产生的,不要就事论事地抵抗,宁可在症状出现的时候顺其自然,不与之纠缠,紧张也许就会松弛下来。越是不想抖,使尽全力不让症状出现,症状反倒会强烈地再现,若不予理会,让其抖动,把思想集中到完成当前面临的工作上来,反而会好些。

一旦发生书写痉挛,应该任其颤抖还是努力完成当前的工作,当前的工作是写字,那是第一位的,并不是一定要不抖才能写字的,也不是一定要写非常漂亮的字的,只要能写出正确的字就可以了。握笔的方法、纸的放置方法、写字的姿势一切都不要改变。即使写出的字有一些小缺点,也不要认为会影响了自己的人格,始终不要去顾忌局部的一些小的问题。

因为书写痉挛而使自己处于极度的悲观之中,也有人因此而认为自己没有存在于社会的价值了,这就是神经症的态度。我有一位朋友,患有严重的书写痉挛症,所写的字已经相当难以辨认。他在人寿保险公司的总经理的岗位上还能充分地发挥自己的才能,他用自己痉挛的手,书写变化了的字并装入镜框,又把它装饰在总经理室内。与那些提心吊胆不愿他人看到自己写字的人相比,实在是差距巨大。

2. 强迫观念（包括恐惧症）

社交恐惧症——红脸恐惧、对视恐惧、自我表现恐惧、面临众人恐惧、关系焦虑等。

神经症中日本人最多的一种症状是社交恐惧症。日本人之所以社交恐惧多的原因是，日本人非常重视人际关系，若在人际关系中被疏远就会产生恐惧的心情，这就是社交恐惧症多的原因。日本敬语使用之广在世界范围内也是不多见的，英语中 I 和 you 两个人称代词已足够使用，与此相应如果集中自古以来的日语，这两个人称的代词就有十余个，国人从幼年时代开始就必须十分注意与他人之间的关系，由此可见一斑。

社交恐惧症也有各种不同的类型。有的人在人前有压迫感、动作笨拙而不会提出新话题，有的人若身旁有人注意，便无法集中注意力于自己当前的工作（例如在课堂上，若旁边有同学的视线向自己转过来，便无法很好地听课），有的人出现在众人面前就会有恐惧感，有的人总是注意他人的目光而自己的动作却无法顺畅地进行，有的人总是思虑是否自己的表情（例如眼神太凶，嘴唇僵硬）会给他人带来不愉快，有的人因为自己长相太丑、鼻形太差、眉毛不好因而在人前出现会产生恐惧，有的因为不能与对方视线对视而不敢面谈，有的人在人群中感觉自己是被孤立者。不同的人呈现的类型也各不相同。

在社交恐惧症中，有人看到对方正在讲话，就疑心对方是在讲自己的坏话。看到他人正在笑，就担心是不是在嘲笑自己。看到有人在咳嗽，就感觉到他故意咳嗽是在指桑骂槐。总是把自己作为中心，把一些事情与自己挂起钩来。这就叫做"关系焦虑"，他并未看到事物的本身，看到的只是凭自己的想象。

神经症中的社交恐惧症病人，本来是想与人亲近的，有强烈的愿望想对人表示敬重。但是他也有强烈的警戒心，恐怕被人无视，被人轻视，被人嫌弃。其实这种情况不能算是病症，正常人也有这样心理。如果过分地担心自己将要在人前或在众人前面出现，这种心理会更强烈地表现出来。一般公司成员在重大工作任务面前，男青年在美女的前面也多有这样的情况。这是很自然的，不行也好，羞耻也好，恐惧也好，是会有一些担心的。但是不要逃避与人接触，面对当前要完成的工作，不要去理会那些不自然的纠葛而应该把工作做下去。神经症的人讨厌这种情况，不理解这样的担心是正常的，反而陷入了痛苦之中。这就是强迫观念。

想躲避人之间这种自然发生的心理或者想否定这种情形，非但不能成功反而会更强烈地陷入社交恐惧之中，这就是前面所讲述过的"神经症症状发生的机理"。

试着去设想对视恐惧的现场，就可以知道如何才能自然地感觉到受神经症束缚的人。人与人的视线重合的时候，有人突然会移开目光，这是非常自然的事。我们在人与人对视的时候视线一般不会固定在一个地方，或看着对方的全体，即使是看着对方的脸也不会盯着一处不变，或者看着对方的前胸，视线游移是普通的现象。有时也会看到对方的眼睛，若双方的视线重合在一起，总感觉不好会马上移开。如果对方的眼睛死死盯着看你，那一定是在愤怒的场合或者是精神异常的状态中。醉汉的目光是固定的，疯人看对方时情绪也是不对的。他们那时的情况是不正常的，没有正常人的自然情绪。正常人无论是谁视线重合的时刻总会感到不舒服，神经症的人目光移开时会显示软弱又没有生气，看起来有点勉强，可以感觉到不同程度的不对劲，最后就发展成对视恐惧的这种症状。

红脸恐惧症是社交恐惧症中较多的一种。谁都有脸红的经历，也会取笑脸红。但不会把这个常有的事情看成是一件大事，还是会若无其事地继续当前的话题直至结束。可是在神经症的情况中，对于红脸就非常紧张，认为这是件羞耻的事并想极力回避。越是在意脸红认为是羞耻的事脸红就越是强烈,成为恶性循环。排除单纯的红脸与排除具有两重因素红脸的情况是不同的。临时的红脸与严重的顽固的脸红症状是不同的,社交恐惧的也是大致相同的情况。

社交恐惧症的人总把自己与他人的关系看成是对立的关系,因此老是把自己与对方进行比较,认为自己不如人,有自卑感,或者心中想着要与人平静地接触,但是又会不由自主地否定了这个想法,陷入了纠结之中。重要的是,要坦率地承认当时的心理,同时也承认不可抵抗的事实。与他人面对面时,紧张也好,哆嗦也好,担心也好,就在这样的情况下与人接触,思想集中于当前要谈论的话题或要做的事,如果能够这样处理,在不知不觉中,就不会有社交恐惧的意识了。

但是如果认为自己不比他人差,想信心十足地与人接触,就可能会显示出傲慢。在应该对人行礼时也不会低下头来,应该有笑脸时却没有亲近感,被人认为是在阿谀奉承,这样一来自己在世人中的路就越走越窄了。在与他人面对面时,与其显示自己善于讲话倒不如显示自己有善问善听的修养。如果能理解对方关心的事情,并真心地钦佩对方的讲话,这样会让对方带来好感,自己也会有更多的收获。

必须注意的是社交恐惧的心理,毫无例外地在一定程度上任何人都有。因此即使治疗了社交恐惧症,并不能说恐惧就全部消除了,只能说已经不被恐惧所束缚了。在对人关系中,担心的心情有时还会发生,但是已经不是社交恐惧的这种意识,而是可以较圆滑地与人交际了。

前面已经讲到,患者所叙述的社交恐惧症是一种"神经症的主观虚构性",客观地讲是被夸大的。红脸恐惧的人其实当事人并不如想象中那么脸红,所谓面容丑陋也并不如想象中那么难看,感觉在人前的自我表情不好,客观上也并不怎么不好。但是无论如何对当事人说明,都不能获得理解,他们在这方面是很固执的。虽然治疗后了解了一些真相,但对于迷惑的场景还是不怎么理解的。正如古人云:

"不与迷惑中人论是非"。

> ➤ **疾病恐惧**

担心患病。或者当前多少有一些不舒服,但是并没有重大疾病的预兆,心里却有些不安。这种状态在程度上会有一些差异,但都是我们共有的情况。有自我保护欲的人,如发现有威胁自己生命的情况总会感到不安的。在卫生知识普及的同时,它的另一个弊端"疾病恐惧症患者"也随之增加了。

希鲁迪(1833—1909,瑞士法学家、哲学家,因"为了失眠的夜"而出名)说:"对大多数人来说,关心健康是凌驾于关心其他事物之上的。但是从世界历史上看,数以千计的病弱之人,他们毫不理会病弱,反而投身于更大的事业,可以看得到,他们已经完全忘却了正在忍受着的苦痛"。对现代的各色人等,这实在是一句忠言。

现实世界中,如《卫生知识漫画》中描写的恐惧症患者很多,正常人看来是觉得非常滑稽的事。当事人不断地梳理自身,花费了大量的时间与精力,总是处于苦恼之中。

恐惧的对象主要有心脏病,高血压,癌症,性病,麻风病,结核,胃肠病等,或者朦胧中感觉自己的身体有些虚弱,有些异常的感觉,就认为这是重大疾病的先兆。有这种想法的人不少。

以前因为肺结核发病高,死亡率也高,所以对该病的恐惧症也最多。近来由于治疗方法的发展,治愈率也很高,与之有关的神经症也在减少,但是还是经常能看得到的。就如前面在失眠症中叙述过的那样,因为多数的结核病患者都有相当的活动能力,所以在治疗上要从长期安静治疗开始,助长其内向性。在结核恐惧的同时,也容易并发其他各种症状。我对这类病人采用的方法是,根据他的症状让他做些轻微工作,还可以劝说做一些短歌、俳句,背一些英语单词,写一些日记或做轻微的手工艺品。因为活动是人的本性,如果长期持续地受到压抑,身心的平衡就遭到破坏,也就妨碍了结核的治愈。我曾治疗过的一位二十四岁的妇女，她的肺尖区稍有问题，体温最高时三十七点四度，医生命令她要绝对安静休息，甚至连报纸与收音机都被禁止了，但是随后就变成了神经症。有一天晚上丈夫不在家，她做了噩梦心中不安，突然发生了心悸亢进，感觉胸部疼痛，担心自己会死去。从那以后，总是担心事情会重复发生，心中始终得不到安宁，经常需要他人来照顾服侍，夜晚又苦于睡不着，情况不断地在恶化。这就是在不正常的生活基础上引起的不安神经症。在她进入高良兴生院治疗期间，我给她说明了症状的本来状态，有痛苦不安不要着急，也不要常对他人诉说。另外要求她写写日记，做一些喜欢的短歌，劝说她做些纸手工、刺绣等。服侍照顾只限于夜间，还让她在庭院内散步，让她照料兔子啦，或者让她背诵一些植物的名称啦，又让她与其他患者生活在一起，循序渐进地指导过着各种正常的生活。就这样，体重在四十天内增加了 4.8 公斤，神经症与结核基本上都痊愈了（在这个例子中，当时还没有发明结核的特效药）。

如果有熟人、近亲者有因患结核而死亡，又遇到自己发低热，或胸部疼痛，或咳嗽，或夜间出汗，或感觉浑身无力。即使经多次 X 光检查没有问题，但是结核恐惧症者也不会相信自己没有异常。

麻风病恐惧现在越来越少了，但没有完全消失。这类人只要自己的皮肤稍微有点发疹，或者有点异常的感觉，就会胡乱猜想自己是不是得了麻风病了。在电车中只要看到他人有皮肤病或眉毛稀少就会感觉心目中不安，回到家中会不断地用酒精擦拭手足和衣物。我所治疗过的一位患者每日要用去一磅的酒精，只要身后有人走上来，他就要确认那人是否是麻风病人。有一个麻风病恐惧患者因为联想麻风病恐惧，就连与麻风病有关的字也不再使用了。

与性病有关的恐惧症患者会到处去拜访泌尿科的医生，经过各种各样的检查后说患者有神经症，这才去了神经科就诊。梅毒恐惧症的患者查出有一度弱阳性，就老是受此影响而不得安心。到我这里来过的一位患者，血液检查的结果单上可以看到，仅有一项呈弱阳性其他全部阴性,却说"与其一直心中不安,倒不如干脆算梅毒,这样为了痊愈可以放心地进行治疗"。同样,抱有淋病恐惧的人,只要局部有一点点异常感觉或者有生理上的前列腺的分泌物,就会担心是否患上淋病了。

也有一种叫做精神病恐惧。这个症状一开始因为有焦虑神经症而心烦意乱,以致精神失常会出现一些出人意料的言行,或者担心自己已经有了些精神病初期的症状。有的人注意到自己有一些症状,就认为自己精神上有问题。也有的自己看了一些精神医学书,就认定自己已经有了书上所记载的症状,再加上性格内向与外界交流也少,就认为自己与世界上的其他人不同。

狭义的精神病与上述的神经症精神病恐惧完全是不一样的。神经症不会加重精神病,所以如果发生这类事情,首先不要有什么误诊。没有精神病却担心自己是精神病的人,如果确实没有狭义的精神病的,也不会成为精神病。分裂症病人在发病之前,不会担心自己会成为分裂症,是分裂症的病人自己也不会感觉自己是患分裂症的。

对精神病恐惧的人作上述说明是有趣的,下次访问时"我这段时期没有担心自己会得精神病,是不是已经真的不是精神病了吧?"无论到什么时候都会有这样的担心。

癌症恐惧也是很多的。程度较轻的人接受了专门医院精密仪器检查后,经诊断那种担心消失了大致可以安心了。如果经过多次诊察没事还是被不安所纠缠,以致沉不下心去做工作,那就是神经症了。

还有不少是高血压恐惧和中风恐惧,我曾发现过这样一例。一位地方上有势力的实力活动人物四十岁的时候,有一次感觉自己身体摇摇晃晃的就去医生那里就诊,医生担心他有高血压会造成半身不遂,要求他绝对安静休息。从那以后,他就害怕脑出血、脑中风,以至于走路也心中不安、额头上大汗淋漓,终于发展到单独一人不能外出了。到大学附属医院和其他医院就诊也没有效果。又患有社交恐惧症,在他人面前说话也感觉很困难,工作根本不能进行。发病四年后在我这里入院,在之前的四年里完全如同废人一般。

下面就引用他所写日记的一些内容。

(前略)工作不能进行,话也不能讲,完全不行。与诊疗的医生商量,请他介绍了高良医生。经高良医生诊断是神经病,说三四十日后可以痊愈。然而四年来的苦心惨淡的疾病,仅用三四十天治疗便能治愈令人不敢信服,不管怎样还是决定十月二日入院。治疗方法有些奇怪,药一点未用,注射也没有一次,完全令人不可思议。

半信半疑地根据医生所说,卧床休息,人在床上心中还是不安,苦苦地思索着,如果这样还是治疗不好,那该怎么办?预定一周的卧床结束了,久违的起床来临了,那个时候又被命令要进行工作,对我来讲,到现在为止已经好久没有做过什么工作了……(中略)从那以后,每天都勉强地做着这个、那个工作。如果可以一天一天地好起来那倒也好,如果完全毫无用处的话,医生却又说不要泄露这个秘密。那个时候自己完全懊悔不已,也会怨恨起医生来。结果,四五天过去了,随着时间的推移逐渐好了起来。到这时候为止,也才完全接受了前面所说的不愉快的命令。

从那以后,每天心情在变化,这才开始深深地感觉到,这才是真正的医生。当今的医生无非都在出售药品(对于某些疾病是必需用药的,但不是这种病)。又随着时间的推移,不可想象的事情发生了,自己不仅可以工作,而且工作时感觉非常有兴趣,每天都感觉心情愉快,而且越来越有自信心。那个时候,每天早上六点起床,直到晚上十点都在不断地工作。

之后,在入院十八天的时候,随着医生来到慈惠医科大学,在学生面前谈起至今为止的疾病经过。迄今为止还从来没有真正在大学里,在这么多人的前面,堂堂正正地毫不慌乱地讲过话。从此以后,自己完全有了自信,真的感到完全得到了恢复,无论怎样的感谢都无法掩饰我心中愉快的心情。(以下略)

正如上例所说,听从了医生不经意的话,过度地担心疾病的人还是比较多的。这种神经症也称之为"医疗性的神经症"。处于上例的精神状态里,在长年累月中,人就变成如同废人一般,但无需用什么药,只需经适当的指导,让患者自觉行动就可以治愈了。

那位患者,发病前是一位相当有能力的活动家,在疑心医生指导的同时还能遵照医嘱做着一些工作,只要能突破思想上的纠缠,就可以恢复精神上的健康的。只要能够突破,神经症是一定能治愈的。但如果关注疾病又没有找到正确的治疗方法,疾病始终是不可能治愈的。

➤ 不完全恐惧、过失恐惧

谁都有完全欲,完全了心情就好了,不完全就会感觉不愉快。我们经常会有"完全"的欲望。想要做事,又给予了关注,总不可能撂下不管,但是目的还是没有达到。因此完全欲是我们生活上的一个重要心理活动,不能算是一种病。

但是,"完全"到底是怎样的一个东西,要诠释准确是非常难的。玻璃窗尽管经过擦拭,希望不再被沾污要到什么程度才算好呢?在当前的气温里穿多少件衣服才是最合适?手脏到什么程度才该洗,又应该洗涤到什么程度?所有这一切都没有一定的标准,大致到一个阶段就可以告一段落了,先前做到那里也就可以了。然而也有人在这方面却始终犹豫不定,直到做好了还磨磨蹭蹭地不愿结束。

我诊疗过的一位患者洗脸时,考虑洗脸水有可能渗入眼睑,所以洗脸时什么时候应该闭眼都非常有讲究。如果回答什么时候戴帽子比较合适时有人说,为避免太阳暴晒时可以戴帽子。他就会反问:"那么天冷时又该怎么办?"如果在大扫除时为了防止灰尘说应该戴上帽子。他也会反问"那么邻居家大扫除时又该怎么办呢?"反正,在这样的情况下他总有各种各样的疑问。另外,对于手帕要脏到什么程度才该洗也会成为他烦恼的问题,他不一一搞清楚不会罢休的。

也有人算盘要反复打三四遍;锁了门也要再三再四地检查才肯放心;写了信装入信封后会多次再拆来检查有没有写错的地方;信封投入邮筒后,甚至有人会再用手反复地伸入邮筒,验看信是否真的投进去了;有一位医生,在写好处方交给药房取药前,因为担心处方上是否有错误心里非常不安,多次重新检验处方花费了很多时间。

这类相同的事件会多次反复发生。虽然知道没有必要多次反复,但因为无法让自己镇静下来,这种不安定的心情就不能去除。有一位学生,夜晚会四五次的起床检查煤气开关是否关闭;洗好的衣服是否已经晾好;白天如果有风会担心衣服是否掉落下来,一天中要去看十多次,无论到哪里心中总是不安。

希望有一个安定的心情,实际做不到。一度确认了的事情,由于心中维持着不安,前一次确认又被打破,新的担心又开始了。每日都生活在这样的环境中,只能反复地接受着那样的痛苦。如果重复一次打算盘就可以的话,不必再多次重复;认为写了处方马上送药房不好,仔细地看一遍确认再送至药房就可以了;房门锁上确认后就没有必要再看几遍了。不这样做心中就会不安,所以这种重复仅仅只是一种自我安慰而已。

在不完全恐惧症中,对自己说过的话不能肯定,总抱有怀疑的情绪。自己是否与身旁的人一起吃过饭,会一个人一个人地询问加以确认。一旦被完全欲束缚,对于自己的一举手、一投足都失去了信心。已经写了明信片又浪费精力写了三四张,轻率地写了第一张,就可能有坏习惯浪费精力去写另外几张。一个字写错了,就会感到全部都不对。这样写信就会感到麻烦,也就加重了不合情理的做法。

完全主义者常常有做不完全的事,所以必需要做的事就逐渐堆积起来。这样下手就越发感到困难,生活总处于这样的状态中,结果每天都生活在不顺畅的气氛中。

现实中,我们的生活都非常忙,生活中的活动都有一定的节律,不会总拘泥于同样的一件事情而不顾及其他事。每个人因时因事,或喜欢快速,或看重精巧,自然而然地会根据自己的喜好分配精力,无意中也会根据自己的想法对事情进行判断。形成活动的节律是非常重要的,不管心情如何,一旦注意到了,一定要马上停止自己的癖好,再从容易做的地方做下去。

如果对于部分工作总期望它应该是完全的,那么全体就可能不会达到完全,这就陷入了完全主义的泥淖。

洗一件衣服要花费了半天的时间,擦了一块玻璃窗要花一个小时以上的时间,洗衣与擦玻璃窗已经近似于完全,是以牺牲了其他更重要的工作为代价的。我们可以在一个地方稍停一下,可以让一些不熟练的工作先缓一下,把应该做的其他工作先进行下去。在日常生活的算账中,计算了元与钱,又计算了厘与毫,这样效率就上不去。

➤ 杂念恐惧、杂音恐惧、注意散乱、记忆不良等

我们身体的各个器官,总是处于活动之中的。眼睛睁开时不会看不到东西,看到了东西后,我们的脑子里不会没有感受或没有思考。真正的无念无想是在深入麻醉时,或者是在昏睡、熟睡时。可是,杂念恐惧的人,他们除了必要的思考之外,不必要的思考会一直在头脑中浮现,受到这些东西的干扰,感觉非常苦恼。他们把当前的直接的、必要的想法之外的所有一切都认为是杂念,并要着手去抵制那些杂念。

读书的时候,我们的注意力通常不会只集中在这本书上的,一旦有了空闲,杂念就会可能出来。这是一件自然的事,不会去抵抗杂念。在出现一些杂念时,或者去处理这个杂念,或者去摆脱这个杂念继续看书,不会去逐一地意识这些杂念。

有较强完全欲的神经症病人,学习时一定要求有一个完全的学习条件,内心里只可以有一个精神完全统一的状态,不能有任何杂念。一旦出现杂念,他就会逐一去理会自然产生的杂念,并认为杂念妨碍了他用功读书。

杂念恐惧症的人说："在我得这个病之前是没有杂念的"。其实这个认识是不充分的,是一种天真的认识。社交恐惧症的人以前也有类似的这种说法。

每个人都有感情与心理活动,接受与排斥会形成截然不同的结果,接受不会带来任何妨碍,排斥会形成执拗的强迫观念。

诉说注意力散乱的人的心理与上述有类似之处。看书时在书桌上放置了一台钟,一看时钟,除钟面上的文字外,钟的装饰以及旁边的墨水瓶、钢笔盒等等也能看见。心想自己只要看时间,那些不必要的东西看不见就好了。其实不可能不看到,所以强迫自己不看的话,那么钟也就看不见了。在这样的场合下,我们在看钟时其他的东西当然也是会看到的,大家都接受这状态,很少有人会感到这是奇怪的,也就不会感到有什么妨碍。但是有神经症的人,只要注意到了钟之外的东西,就不能集中注意力在钟了。还有的人,读书的时候,如果第二行的文字映入了眼帘,那么就不能集中注意力看正在读的一行了。那种关注不应该关注的东西的潜在的观念非常强烈,因此也就妨碍了他当前活动的顺利进行。

杂音恐惧也是类似的一种,只要听到有声音,学习、工作就不能进行下去了。还有人因为有声音就会妨碍睡觉。对声音有敏锐感觉的人认为自己是神经过敏,其实这与神经过敏不过敏没有关系,而是对声音接受方面的问题,厌烦挂钟声音的人,在乘电车时对电车的轰鸣声倒是可以接受的,这就说明了问题。

一个人在学习的时候,一旦有空闲自然就会注意周围的声音,如果受周围声音的束缚,就会忽略书本的阅读,这也算是普通的现象。如果因为有声音学习就不能顺利进展,不排斥声音看书的思想也不能集中,就可能有些问题。如果不去关心那些声音,那声音就会成为与自己吵闹的对手,如果关心了这些声音,学习也就无法顺利地进行下去,就会成了恶性循环。

我诊疗过的一位中年妇女,因为住家附近有丰川五谷神的鼓声和电车的声音而不能睡觉,后来搬家到镰仓,心想到那里总能安静了吧。但是到了那里,又因为海涛的声音还是不能入睡。马上又搬至郊外,结果郊外的虫鸣声、树叶的沙沙声、雨点的声音又成为麻烦,还是不能顺畅地入睡。没有声音的世界是没有的,一定要改变对声音的态度,否则避开了大的声音,小的声音也会变成大的声音的。

古时的歌谣中云:"听不了海涛的声音也住不了深山,那里有比海涛更大的山风"。越是逃避就越是被追赶,这与其他强迫的观念是一致的。

杂音恐惧的解决方法也要顺其自然,不要排斥声音,不要逃避声音,能听到什么就应该顺其自然。卧床休息的人总是在体会雨声,这就是不能抵抗声音的人,夜间起床想在走廊的蓆子上去抵抗声音的人,也是受声音束缚的人。

有一位演奏古琴的名人,是位盲人叫宫城道雄(1894—1956),他在随笔中这样写道,邻居家在装修房子,木工锤子的声音嘈杂得实在没有办法。这次自己家中也装修,锤子的声音听起来并没有嘈杂的感觉。这是因为在自己家里,听到了锤子声音也知道声音来自什么地方,心里知道这声音快要结束了。这样对声音反感的情绪就没有了,既然接受了那个声音,听起来感觉声音还是蛮协调的。

很多人对邻居家收音机的声音感到焦躁,而听到电车的轰鸣声就并不那么在意。其原因是,即使收音机的声音不大也不想接受,而对于电车的声音是无可奈何的。

不排斥一定的杂音而任其自然,有时反而能成为刺激,提高工作效率。过于安静有时也不能入睡。

我年轻的时候,有一次在医院里作为医生当班,很多实习医生中有的在写论文,有的在看书。他们之间的交谈和听棒球比赛广播的声音对我来说都是杂音。在工作稍停的时候,我也会加入他们的交谈,或者高兴地听棒球比赛的广播。但是只要转向工作,不知不觉地旁边人交谈的声音、收音机的声音就完全听不见了。高中时期也有过失眠的烦恼，挂钟的声音，邻室他人讲话的声音，甚至衣服摩擦的声音都能听得很清楚。

说自己注意力分散的患者心理与这个也基本是相同的，不会有什么特殊的区别。正如前面所讲到的，学习的时候调整自己的身心是非常重要的。有一位学生只要是学习，就会说自己会有杂念或注意力容易分散，如果与其父亲下围棋，无论下几盘都不会有问题。因为围棋是一种游戏，一开始自己身心就有了这方面的准备。

至于记忆不良的症状，将在病因论的"精神交互作用"中讲述，在此暂且省略。与器质性脑障碍不同，神经症的记忆不良完全是机能性的，不是本质的记忆不良。

➤ 其他种种的强迫观念，恐惧症

有各种各样的强迫观念，也有各种各样恐惧症的名称，要列出所有的名称是困难的。

如前面所记述，可以分普通神经症、强迫观念（强迫神经症）不安神经症（发作性神经症）。这仅是大致的区分，现实中要全部区分确定出来是有困难的。强迫神经症也好，普通神经症也好，不安神经症也好，或多或少都带有强迫观念的色彩，治疗方针方面也没有什么特殊的不同。

为了搞清强迫观念成立的机理，下面举几个例子。

有一位二十六岁的未婚妇女，曾对我诉说："最近，'万年青'的观念总浮现在脑中挥之不去，其他的事情都无法思考了。眼睛只要一睁开，脑子就被'万年青'所占据"。表面上看这是一个奇怪的事件，但是顺着那件事情发生的方向发掘下去，就知道这是一个社交恐惧症的特殊例子。

有一次，那位妇人因为自己家里的事心中不安，正巧一个熟悉的青年来访，就"万年青"的事情提了一些问题。那位妇人因为插花正在栽培万年青，因此就"万年青"的培育方法和销售方面等有了不少的交谈。当那位青年离开之后,妇人觉得,自己在这个方面应该还是一个外行,很多地方都不是很明白,刚才以一个懂得很多的样子与他人交谈,担心交谈之中说了些胡说八道的话,因此担心自己会被人看成是一个狂妄的人,感到非常羞耻。从那以后,只要一想起"万年青"心情就会不好,不思考也不行,每次心中浮现出"万年青",总感到受到压抑。这就是形成"万年青"恐惧的强迫观念的机理。

一般来讲,正常人想到"万年青"的时候,如果伴随有不好的心情,会随着时间的推移,不好的心情会慢慢淡化。可是患有神经症的人,有一种不好的联想会在心中起作用。因此认为,如果"万年青"这个观念不出现,这样的联想也就不会出现,因此就拼命地去压抑这种必然会发生的观念。结果适得其反,完全被这种观念所控制了。我们想过河时,如果顺着河水斜向过河比较容易些,如果逆向下水,就一定会受到强烈的抵抗。

我试着给出强迫观念下这样的定义,"强迫观念,在一定的时期里,任何人都可能有的一种心理或生理方面的一个过程。在这个过程中,感觉自己有不安定的心情,有某种疾病,或者自己保存了有害无利的东西,想排除心中的不安或者排除会引起心中不安的事情。但是无法获得成功,全过程还伴随着烦恼和痛苦。"

虽然此病难以认识,但实际运用一下还是容易理解的。那位女性,对青年说了有关"万年青"的话,不希望自己被他人认为是狂妄而遭嫌弃,这是任何人都会有的心理。担心会产生不好的联想,因此极力要排除"万年青"的观念。这是一场与必然的心理之间的不必要的斗争,这就会进一步地强化"万年青"的恐惧感。

其他各种各样的强迫观念的根本原理大致与此相同。

➢ 不洁恐惧症

认为不干净的动机是因人而异的。壁橱里发现了一只死老鼠,有人就好像自己沾到脏物一样,为了去除不好的心情直至心里舒服为止,就拼命地洗手,洗涤的时间非常长。也有人洗好了手只要稍微碰了一下他人的手,就会又一次非常仔细地再洗一遍。厕所里有人一次会用数十张卫生纸。上厕所时,有人担心会碰脏衣服,即使冬季也会只穿贴身的汗衫进去。在电车上也有人怕脏,从不会去接触皮革拉手。也有人不会直接去接触钱,如果接触了也要用酒精进行消毒。这是细菌恐惧也是传染恐惧。如果一直维持着这种不安的心情,就无法再进行其他的事了,所以消除这个不安就成了生活中的主要问题。

> ### ➤ 罪恶恐惧症

在人群中自己突然产生了一个歹念,对他人的财物有了非分之想,因而就不再敢出现在人群中了;在百货公司怕自己会成为小偷而不敢去百货公司了;在人群中怕自己会有猥亵的行为;那边有一把刀怕自己会冷不防拿刀刺伤他人;看到火柴怕自己会去放火,等等这样的担心。实际上,这种担心并没有实施,仅仅是浮现出来的一种观念。读到圣经上有这样一句话"看到异性就想色欲等于是奸淫犯",也有人会担心看到异性,也会极度地恐惧自己会浮现出猥亵异性的念头,或者只要一想到异性的性器官心中就会感到不安。根据强迫观念发生的机理,都会受到不同程度的压抑和束缚。

人类会有各种各样的想象,会有可耻的、丑陋的、罪恶的观念浮现出来。这些可能都是不会实施的心理现象,任其浮现也无妨。

因此,我们不必为这些想法负有什么责任,只要对相应的行为负责。实际上,受这种强迫观念烦恼的人是绝不会去实施相应的行动的,就是绝不会有反社会的行动的。

> ### ➤ 渎神恐惧症

这个症状与前面也是类似的。在走过神社、寺院或者教堂的前面时,担心自己会有亵渎神佛的想法浮现出来,所以在走过那些建筑时会有羞耻感。战前在天长节(天皇诞生日)中也有人在拜"御真影"(由宫内省给各学校下发的天皇及皇后的照片)时,担心自己会有不尊敬的想法而极度地不安。

➤ 凶吉恐惧症

这个症状也比较多。最常见的是有关数字的问题。"四"容易联想到"死",所以避之唯恐不及。也有人因为忌讳奇数,关灯绝不会只关一次,会反复开关自己喜欢的次数。在发生某些不幸事件的情况下,就会回忆及回避当时的情况。例如,不会再去穿曾经在受伤时候穿过的衣服。还有如果那天是星期日,于是每逢星期日就会心中不安。如果那天正逢考试并获得了好成绩,于是凡是要参加考试总是会穿上那件衣服。如果那天正好走过了一条什么专用道路,以后每逢考试就一定要去走那条道路,等等诸如此类。

与凶吉恐惧相关的行为比较复杂。在想要做什么事情之前,为了有心理准备,一定要去做各种各样按顺序必定做的动作,称为强迫行为的动作,动作的形式并不固定。这是为了打消不吉利的观念而安排的,这些动作在日常生活中是不会去做的。

➤ 尖锐恐惧症

只要看到尖的东西,就会有自己被刺痛的感觉。针、钉、刀、叉、菜刀甚至是玻璃的碎片等等,只要看到即使不会碰到,心中也不会镇定下来。其中也有不会做针线活的妇女,也有人因此不肯进厨房做菜的。更有极端的情况是,看到尖锐形状的树叶心里也会不舒服。

➤ 高处恐惧症

在高的地方有恐惧感是很自然的事。但是也有严重的情况,即有人不敢多次进出高楼。另外,有昏倒恐惧症的人,因担心在高处会昏倒造成重大事故,也患有高处恐惧症。

➤ **强迫计算症**

有人看着东西,就会一一计数心中会不舒服,就是说头脑不能处于连续不断地计数的状态,日常工作也不能去计量数字。

➤ **强迫查考症**

一边知道没有什么必要,一边还是要进行探究。不把疑问解决了,心中总是不安。书桌为什么要有四条腿;为什么要分男与女;这个树有多少张树叶等疑问,每日里就这样心不在焉的,表面看起来心不在焉,心中还是忙得很。

➤ **遗忘恐惧症**

总是担心自己有什么东西忘记了。有人每天总要非常仔细地多次查看西服的口袋;还有从他人的家里或者从单位里回家时,总担心会有什么东西遗忘了;有人常在屋内东张西望地找东西,花费了不少的时间。也有人回到自己家中,总担心自己不留神会从别人家里或者从公司里把不是自己的东西拿回来。

遗忘症中还有一种情况是,每天从起床到就寝,要把所有做过的事一一按顺序地回忆一遍。我治疗过的一位年轻的开业医生,午前要花费两三个小时在这个方面,每天都搞得筋疲力尽才能关门。

➤ **嫌疑恐惧症**

有一件什么东西遗失了,自己会不会被认为是那件东西的偷盗者,便坐立不安,这种不安的状态若被他人发现,那不就会更加被怀疑?

有一位教师,自己办公室里的一只时钟不见了,因为担心自己被怀疑偷窃而患上了时钟恐惧症,从此不再去接触时钟了。受这种强迫观念烦恼的人,不仅在遗失事件的当时,又由于有这种预期恐惧,以至于以后只要在团体中,就会感到非常痛苦。

要列举其他的强迫观念还有很多种类,由于各人的体验各不相同,强迫观念的内容也是各不相同的。他们的成立都有大致相似的情况,对于他们的治疗本质上也是相同的,都适用于森田疗法进行治疗。

➤ 体臭恐惧症

所谓体臭恐惧症,就是因为自己身体的某部分发出的恶臭,就不愿出现在嫌弃这种臭味的人面前。其实,体臭是主观的虚构性的,其本人的身体并没有散发出特别恶臭,完全是该人错误的判断。但是,无论作了多少次的说明,该人还是不理解,可见完全陷入了妄想之中。

患者深信不疑认为发生恶臭的地方,也是因人而异。有认为是自己的腋下,也有认为是出自性器官,也有深信是出自肛门的,也有肯定说是出自皮肤的。然而正如前面所述,不论检查多少次都无发现有什么异常。有趣的是,自己腋下确实是臭的人,本人是不会有什么感觉的,也不会有体臭恐惧。我曾治疗过的一名学生,深信自己腋下有臭,所以每天都要更换衬衫,实际根本没有什么臭味。认为自己性器官发出臭气的人,会到处去找泌尿科或妇产科医生。认为自己肛门有臭气的人也会以为自己肠胃有问题,会到处去找内科医生。

他们在乘电车时,也认为自己有臭气会让人讨厌。只要看到别人揉鼻子,或朝向自己腋下的反方向扭过去时,马上就认为这是在嫌弃自己的恶臭。家里的人尽管也不会感到有什么恶臭,但是当事人会认为"与自己有关",不会与家人外出,令家人难以理解。

体臭恐惧症的本人大多数愿意接受精神疗法的治疗。相信有恶臭也有深信其会散发恶臭的病人,如不愿接受精神治疗的,要完全治愈是非常困难的,在这种情况下,只能进行药物疗法。

> 强迫行为与强迫禁止

在此必须要指出的是,森田所谓的"强迫行为"指的是：意志薄弱的一种行为,是一种较难治疗的一种行为。

强迫行为中如不洁恐惧症患者,每日里会几十次仔细地洗手,这种行为是与强迫观念相随,是为了消解心中不安所做的行为。又如,凶吉恐惧者,会很多次地重复一个做法。强迫行为或多或少地都伴随有强迫观念。正因为如此,就会表现出意志薄弱的一面。事实上,有强迫行为的人正是森田疗法可以治疗的对象。

森田所称的"强迫行为",是一种频繁出现的执拗行为,呈现出一种冲动的,并没有因果关系的行为。这类人想治疗的意愿是微弱的,因此也不太愿意听从于治疗的安排。普通意义上的强迫行为与森田所说的"强迫行为"在意义上是不同的。森田指的是治疗特别困难的强迫神经症。当然这两者在本质下的区别是没有的,仅是程度不同而已。

再者,"强迫禁止"这一说法意思是指,限制因有强迫观念而做出的日常生活中的正常行为。如,因患社交恐惧而把自己关在房间里不接触他人,又如,患不洁恐惧不会用手去触摸各种器具,都应该是"强迫禁止"的。非生产性的行为与"强迫行为"都具有相同的情况,强迫禁止的强度与强迫行为相同,要进入治疗的轨道都是有难度的。

3. 不安神经症

不安神经症(或称发作性神经症)在发作时有心悸亢进,呼吸困难,或者有不安情绪等形态,也有伴随着自律神经机能紊乱,最大多数的是心脏神经症,发作时有亢进的特征。一般都有非常强烈的不安情绪,程度上因人而有不同。迄今为止恐怕还没有因为心脏停搏而造成死亡的例子。能出声的都会呼叫,胸部呈低温状,也有人会接受医生的注射治疗。

这个病症发作时除了心悸亢进外，大多还伴随有口内干燥，有冲头的感觉，手足发冷，乏力感，身体各部分有拍动感（有时是波动的感觉），心脏有压迫感，呼吸局促，喉咙堵塞等症状。迄今为止，也有人因为情绪激动，会有某些出人意料的言行，具有发狂恐惧症状。发作时患者面色苍白，有人脉搏可达一百五十次以上，个别还会形成频脉。脉搏一般规律，但细而弱，血压多见高低变动。有过一次发作经验的人会有再度发作的恐惧心理，会担心发作时身边没有熟人怎么办？在电车上发作时又该怎么办？在路上发作时又该怎么办等各种担心。因此，一个人不敢外出，也有人没有同伴同行便不敢出门上班，更有甚者片刻不肯离床。

乘电车时担心的是，发作时不能及时地得到医生的治疗。在治疗过的例子中，有人每逢外出都只乘坐出租车，认为只有这样，必要时能较方便地接受医疗而感到心安。

还有，这类人不喜欢洗澡，一定要洗的话，也会避开到温泉洗澡。这是因为入浴时因体温升高，心脏会有强烈跳动的原因。也有不少人不愿去理发店理发，因为不想端坐不动时不能解消不安的紧张情绪。已经发作过的，有人担心也许哪一天会再发作而时常表现出畏畏缩缩的。

对于这种心悸亢进的原因，我国的森田正马教授在精神病理学中已有探明，也表明了可以用对待一般神经症的方法进行治疗。

在本病症发生的机理中，首先要弄清发作的原因。我曾治疗过的一位地方公务员，有一次出去滑雪，在山上遇到了暴风雪，因为天色变暗白天犹如黄昏，心中感到非常不安，突然感觉心跳不已而变成心悸亢进发作。还有一位青年在中学时代看到了一位朋友脚气冲心（脚气伴随着急性心脏障碍）而急性死去，因而恐惧自己也会心脏麻痹，之后确实频繁地发作过心悸亢进。只要一到那位朋友的忌日，就会心中非常不安，会有激烈的发作。还有一位妇女因噩梦而醒，同时感觉有剧烈的心跳,从此为心脏神经症所束缚。

偶然有一次心悸亢进只不过是一种普通的生理现象。神经质的人会感觉有强烈的休克,会担心是不是会发生心脏麻痹而死亡,是不是有心脏缺陷以形成心脏病而死亡,由于这些联想引起了加倍的不安,在交互作用的影响下,心悸亢进就会更加剧烈。

众所周知,激动与心脏有着密切的关系。胸口堵得慌、胸痛、心惊肉跳等等词语,都是心中不安时交感神经紧张的结果,从经验中也知道这些都会引起心脏搏动的变化。

再者,有过一次发作的经验的人,有意无意地都会担心那样恐惧的发作会不会重复发生,那种不安的注意力都会集中在心脏。

因此,一旦碰上一定的时机就会联想到会不会发作,只要感到胸口有感觉"来了!"突然就引起心中恐惧,加剧了心悸亢进。预期恐惧、联想、发作与条件反射互相联系,患者中大多数被卷入发作的恐惧之中,但自己又不认为是精神因素引起的,深信自己的心脏有什么方面的毛病,越来越担心会因心脏病而死亡。

心悸亢进及其他前面记述的症状,只不过是一种不安心理引起的自律神经失调现象,因此这种症状绝不会是死亡的原因,即使让这些人去跑步等也没有什么危险。本症状完全是机能性的,不论做多少次心电图都不会发现有什么特别的障碍。而患者是不容易理解的,会化时间化金钱到处寻医问诊,其中也有人要入院治疗,接受保持绝对安静的错误治疗,使自己越来越像一个病人。

正确的治疗是不要把病人看做是重症病人。无论有什么症状,都不必像病人一样生活,治疗的重点是,生活范围要扩大,有时也可以一人外出。发作的时候不必讲述各种治疗手段,维持安静平常的心态,症状不久会自行消散。如正遇发作,因为绝不会有死亡情况的发生,不仅可以维持正常的工作,稍难的工作不必停止,不要搞乱正常的生活态度,这些都是治疗中最为重要的。

靠自己一个人的力量去突破的情况不多,因此入院治疗是最合适的,大体上不必服药,适当地准备一些对付强烈不安的精神安定剂。详细可参见全治体验例。

4. 抑 郁 症

从表面上看与神经症相似的疾病还有很多,从专业角度上讲,那些相似的病症与神经症还是有区别的,治疗方法也略有不同的,特别要给予注意。

抑郁症的发病原因也是因人而异,有的并没有什么特别的诱因与动机。有的只是有些担心,或多日连续的忙碌或者本人所处的地位责任重大等原因。

从性格上来讲,患者不一定是内向性的,好活动的人也很多。其中规规矩矩的,做任何事都不会马马虎虎的,任何事只要一上手就会投入紧张工作的人居多。有较强责任心和较好信誉的人也很多。偶尔可见没有回转余地的死脑筋的人。

一旦患上该病,心情一定非常郁闷,对任何事情都会感到无聊没有兴趣,工作也懒得做,若是公司职员的话,对早上的上班非常抵触,有工作也不肯上手,即使做了也是拖拖拉拉的没有效率,心情沉重,动作不爽快,不能有所决断,整天迷迷糊糊的。

在心情郁闷的同时,考虑问题也很悲观,无论什么事情都从坏处去想,对于过去的事情大多感到后悔,认为前途渺茫、一筹莫展。

患者中有在一定的程度上感觉到自己有这样的情绪,自愿要求医治的。也有对任何事的看法都是悲观的人,觉得即使治疗了也不见得会好而不愿医治的。

症状有轻重不等的程度,最轻的那种仅仅是心情不佳工作不顺利,对于世界上的万事还没有到灰心的程度。较重的那种极度悲观,为种种悲观妄想所烦恼,认为自己是最劣等的。还有的认为自己的事业、财产都没有了,并有给公司、家庭带来了很大麻烦的罪孽感。也有人坚信自己身体完全垮了,有较强烈的自杀倾向,实际上也确有因此而自杀的。也有的把自己紧锁在家中不出门属于沉默不语型的,还有虽然极度苦闷但不停地在室内彷徨走动属于兴奋型的,还有因苦闷而胸口堵得慌的。

大多数的患者晚上睡眠不好,神经症的患者即使晚上睡着了也认为自己没有睡好,抑郁症的病人实际上睡眠是很少的。但也有例外,反而比平生任何时候都睡得好。还有一类是兴奋而后乏力,伴随头重、头痛、便秘,男性伴有阳痿,毫无性欲。

抑郁症因为内心情绪沉重,因此情绪转换特别困难,家人劝说去旅行散散心或去看电影,当事人很少有乐于同行的,相反地由于种种悲伤的刺激,治疗的效果也不好。劝说之后情绪也不会改变,再三说明悲观妄想是不好的,当事人表面上说理解实际上很少有理解的。

这个疾病有较强的自愈倾向,无论病情多重,时间一长总能好转。至于需要多久是难于预测的,早则数周,迟者数月,超过半年的也不在少数。如果进行专门的治疗,治愈的时间可以缩短很多。

这种疾病一生中可以发生一两次,也有人会数次反复发生。还有,这种病人偶尔也会反对焦躁状态。

该病的治疗方面。对于神经症以精神疗法为主,若给以药物疗法,同时再加以精神疗法效果则更佳。种种精神药物(精神安定剂、精神赋活剂等)根据症状适当地选用,能大大地缩短治愈的时间。在仅用药物难以治疗的情况下,也可以使用电休克疗法(近年来此法的适用范围极度缩小)。

对患者要减少刺激,很重要的是,要对病人讲清该病是一定能治愈的,即使在自己家中也能治愈,入院治疗可以好得更快些。这是因为医院的环境可以远离烦恼,此其一也,药剂选用十分方便,在早日治愈方面能起作用。另外,在有精神治疗的医院里,生活在平和、亲近的氛围中对治疗能起好的作用,并且根据病情的好转程度,也可以得到工作、运动方面的指导。

我对于抑郁症病人经常说如下的话:"这个病是个痛苦的病。无论什么事都要从好的方面着想,从坏的地方着手。不管情况怎样不妙,对所有的症状都不是没有希望的。处于这样的状态中不要认为生存就没有价值了,因为不论病有多严重一定能治愈,是有可靠保证的,如果开始治疗,一两个月内可以治愈。你也许认为我这是在说安慰的话,但这是事实。正如说明的那样,请开始治疗吧。治愈后完全就像以前一样,可以快快乐乐地生活。"实际上治疗的时候,情况完全改变,以前不好的状况不再出现是很常见的。

再者,在防止该病再发生时要注意,不要再去做此类病人以前热心的工作,不能再处于紧张之中。如果病人自我感觉不顺利,最重要的就是不能再有什么紧张了。做了一些工作之后,如果情绪有了转变。那不仅是这个工作,可以做些平生喜好的各种运动或兴趣爱好,也能收到令人满意的效果。另外,不可熬夜,平时每天平均七八个小时卧床即可。这类病人午前可连续工作一两个小时,星期天应该完全从工作中解放出来。

作为一旦得了该病的人,一定要接受治疗相信疾病会好转,痛苦的时候要耐心等待,重要的是,痊愈以后要避免再连续紧张,治愈以后再陷入紧张的人容易再发该疾病。

➤ 结束语

有为数众多的森田疗法的学术论文刊登在国内外的专业杂志里,那些只是针对一般人群的。其他的各位同学已多有著作,我也针对一般人群写过几本书。但是对神经症的各类人而言,有机会接触森田疗法的机会一定是寥若晨星的。因此我始终把写好这本书作为自己的一份责任。

我是这样认识的,因为青年时代曾为严重的神经症所缠扰,失眠、社交恐惧、头重感、疲劳感,也曾被人生观的问题所困惑。在旧制的高中时代中不断地痛苦努力,经过长时期的重复错误的行为之后,虽然最终安定下来还是感觉人生不安与苦恼,得不到完善持续的条件。作为一个努力向上的人来说,不安苦恼成为生活中的重要内容,只有亲身体会之后才能明白其中的道理(这些都记述在当时的日记中了)之后,作为精神医学的学生知道了森田疗法,又能够直接师事于森田教授。在我的症状经过治疗后才接触到森田疗法的真髓,体验到惊讶之后又带来深深地的喜悦。我所烦恼的是,没能够接受森田疗法的我只能与困惑我的毛病作长期的恶战苦战。然而就是这个森田疗法却能在短时期内使成功成为可能,这才是真正的福音。迫切地期望能阅读本书的各位(哪怕只是一个人),能悟出其中的道理。

一九六八年十一日受高知形外会(形外是森田先生的笔名)的邀请,访问了先生的诞生地——土佐的香美郡富家村(现已并入野市町),参加了树立在先生家庭院里的诞生碑揭幕仪式。碑文雕刻的文字是本人的拙作。参拜完毕后,环视四周,墓的三面雕刻的是我在一九三八年刊登在《精神神经学誌》上的歌颂森田先生的拙文,阅读之际阵阵感慨涌上心间,更呈现出对先生的尊敬与感谢之情。

在本书写就之时,真诚地希望在地下的先生能看到此书。

本书是本社一九七六年发行的"推荐森田疗法"的再版本。

著者介绍:高良武久。1899 年出生于鹿尔岛县。1924 年毕业于九州大学医学部,曾任该校精神神经科讲师。之后于 1929 年转任东京慈惠会医科大学,1937 年任该校教授,1964 年任该校名誉教授。1940 年开设高良兴生院,担任神经症的治疗。1996 年 5 月 20 日逝世。

高良兴生院于 1995 年关闭,阿部亨院长又开设了森田疗法诊疗所。

译后记

经过半年努力,由我和陆谢森、陈幼寅两位先生一起翻译的介绍森田疗法的普及书《森田疗法指导——神经症克服法》终于完成了。

自 20 世纪 90 年代初,日本的森田疗法经过"精神卫生冈本纪念财团"理事长冈本常男先生前后来中国达 35 次的反复介绍、推广后,森田疗法在中国大地上遍地开花。在中国心理卫生协会下面,成立了"森田疗法专业委员会",更是有力地推动了森田疗法的开展。

森田疗法的理论及其哲学基础与中国的道家理论密切相关,又吸收了佛家理论、儒家理论,再经过他们的加工、创造,成为以治疗神经症为主的东方式心理治疗。

当前在中国已经翻译出版的日本森田疗法专著加上本册共有 13种。可以说,反复宣传、推广,已使森田疗法及其理论广泛传播,成为家喻户晓的一种心理治疗,甚至已广泛用于日常生活之中。因此,当前该治疗方法也继续扩大领域,除了神经症外,还用于内科、外科各种疾病的心理治疗,尤其在肿瘤患者的心理治疗中,更有恰到好处的指导作用。参加翻译本书的另两位译者,一位是陆谢森老师,此前已译过其他著作,驾轻就熟;另一位陈幼寅老师,他以前独立译过《内观之说》一书,对日语字汇特点掌握得很有分寸,两人的译文前后衔接很好,有一气呵成之感,要感谢他两位的努力了。

由于精神医学的发展迅速,国际上对该领域中的学术名词和专用称呼已有大幅改动。几十年前使用的一些专用术语在大众中仍广泛使用,但在专业词汇中已有所修改。但我们在翻译此书时,为了保持与原作的词汇一致,以及与以前 13 种其他翻译书籍的一致,也尽可能不去作大的改动,而保持原来特色。在必要改动时才作了修改,如"恐怖症",我们就按照现在通行的新词汇,改为"恐惧症"。如果改动太大,反而使阅读不便,因为向大众普及的书籍,不过分用学术专用称呼反而更好。

最后说明一下,本书作者高良武久教授是日本著名的精神科教授,是森田疗法的第二代学者。他继承、发扬了森田治疗的特色,还特地开办"高良兴生院",作为专门治疗森田疗法的医院,名闻遐迩。1957 年,高良武久教授到上海访问,并参观了上海市立精神病院(上海市精神卫生中心前身),对上海留下非常好的印象。1994 年,我去日本参加森田疗法大会,在精神卫生冈本纪念财团的常务理事松田伸助先生陪同下,到东京的高良兴生院拜访过高良武久教授,听他谈论有关森田疗法的特点和情况,收获很大。1996 年 5 月 20 日他离世,享年 97 岁,真是高龄。

因此,我们翻译这本书,也是对高良武久教授的尊敬和怀念,祝他在天国里幸福!

2003 年第 12 届"日本森田正马奖"获奖者

上海市心理康复协会　会长

中国心理卫生协会森田疗法专业委员会　副主任委员

上海交通大学医学院附属精神卫生中心　教授、博导

王祖承

2014 - 3 - 25